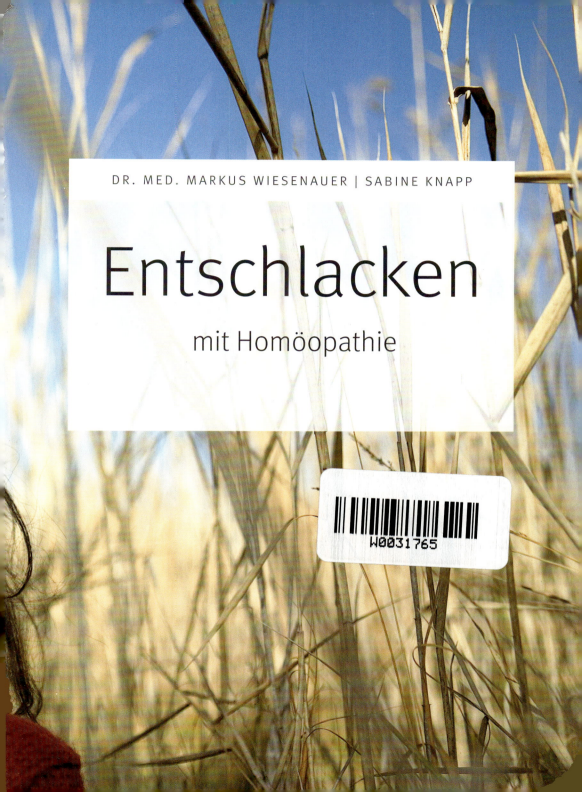

DR. MED. MARKUS WIESENAUER | SABINE KNAPP

Entschlacken

mit Homöopathie

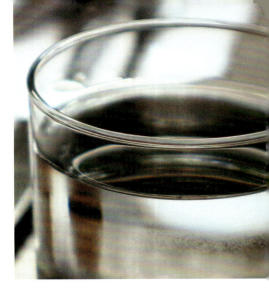

THEORIE

Ein Wort zuvor 5

GANZ GESUND WERDEN 7

Was uns krank macht 8
Selbstregulation bis zur Erschöpfung 9
Innere und äußere Belastungen 12
So verschlackt der Körper 16
Übersäuerung und Basenmangel 17
Das persönliche Risiko abschätzen 20

Entschlacken – die Selbstregulation
anregen 21
Ausscheidung – ein komplexes System . . 22
Entgiften, Entschlacken, Ausleiten 23

Ganzheitlich heilen mit
Homöopathie 27
Die Entwicklung der Homöopathie 28
Das 3-Phasen-Konzept 31
Die Selbstbehandlung 32

PRAXIS

PHASE 1: AKTIVIEREN 37

Körperliche Ursachen und
Beschwerden 38
Individuelle Reaktionswecker 41

Seelische Ursachen und Beschwerden . . . 48
Reaktionswecker für die Seele 49

PHASE 2: REGULIEREN 55

Kopf, Hals und Brust 56
Kopfschmerzen, Migräne 56
Zähne, Zahnfüllungen,
Zahnfleisch 59
Nase und Nasennebenhöhlen 62
Mandeln, Lymphdrüsen 65
Schilddrüse 66
Weibliche Brustdrüse 68
Atemwege, Bronchien 71

Immunsystem, Lymphsystem,
Bindegewebe 73
Allergische Erkrankungen
(Heuschnupfen) 74
Umweltbedingte Erkrankungen 76
Lymphsystem, Bindegewebe 78

Bauch und Unterleib 82
Magen 82
Darm 85
Stoffwechsel 87

Inhalt 3

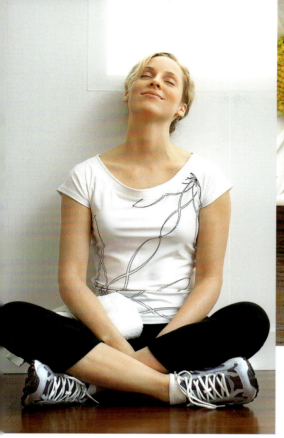

Harnwege	90
Prostata	92
Vaginalbereich	93
Bewegungsapparat	**95**
Gelenke	95
Muskeln und Sehnen	98
Haut, Haare, Nägel	**100**
Allergische Hautreaktion	100
Unreine Haut, Pickel, empfindliche Haut	103
Tattoos, Piercings und Narben	104
Haare und Nägel	106

PHASE 3: STABILISIEREN 109

Wirklich gesund werden und bleiben 110
Kopf, Hals und Brust 111
Immunsystem, Lymphsystem, Bindegewebe 114
Bauch und Unterleib 116
Bewegungsapparat 119
Haut, Haare, Nägel 120

SERVICE

Bücher und Adressen, die weiterhelfen 122
Beschwerden- und Sachregister 123
Impressum 127

DIE AUTOREN

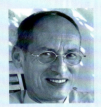

Dr. med. Markus Wiesenauer ist seit mehr als 20 Jahren in eigener Praxis tätig als Facharzt für Allgemeinmedizin mit den Zusatzqualifikationen Homöopathie, Naturheilverfahren und Umweltmedizin. Für seine wissenschaftlichen Arbeiten wurde Dr. Wiesenauer mehrfach ausgezeichnet, u. a. mit dem Alfons-Stiegele-Forschungspreis für Homöopathie. Er war langjähriger Vorsitzender der Arzneimittelkommission D (Homöopathie), Mitglied der Arzneimittelkommission E (Phytotherapie) sowie der Homöopathischen Arzneibuch-Kommission am Bundesinstitut für Arzneimittel und Medizinprodukte (BfArM). Dr. Wiesenauer hat über 30 Bücher geschrieben, hält Vorlesungen und Vorträge und ist immer wieder Gast in TV-Sendungen.

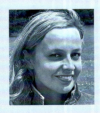

Sabine Knapp ist ausgebildete Journalistin. Sie arbeitete mehrere Jahre lang in den Redaktionen verschiedener Frauenzeitschriften und lebt heute als freie Autorin mit Mann und zwei Töchtern in der Nähe von München. Ihre Themenschwerpunkte sind Medizin, Naturheilkunde und Wellness. Gemeinsam mit Dr. Wiesenauer hat sie den GU-Ratgeber »Homöopathie für Schwangerschaft und Babyzeit« veröffentlicht.

EIN WORT ZUVOR

Den Körper von Ballast befreien, krank machende Stoffe ausleiten, den Organismus entschlacken – das ist nicht etwa erst ein Thema, seit wir immer mehr mit ungesunder Ernährung, zunehmender Umweltbelastung oder ständig wachsendem Stress zu tun haben. Der Gedanke, dass durch regelmäßiges Reinigen Körper, Geist und Seele im Lot bleiben und Krankheiten geheilt werden, ist vermutlich so alt wie die Menschheit selbst. Und er zieht sich durch alle Kulturen. Schon in den über 5000 Jahre alten Schriften des indischen Ayurveda findet man Reinigungsrituale und -kuren. Auch in der europäischen Medizingeschichte spielt das Prinzip des Ausleitens eine große Rolle, egal ob als Aderlass, wie er von der Antike bis ins 19. Jahrhundert üblich war, oder als hydrotherapeutische Anwendungen, wie sie Pfarrer Kneipp vor rund 150 Jahren empfahl.

Doch was bringen Entschlacken, Ausleiten und Entgiften konkret für Gesundheit und Wohlbefinden? Lassen sich damit hartnäckige Beschwerden in den Griff bekommen? Die Antworten darauf wollen wir Ihnen mit diesem Buch auf ganz praktische Weise vermitteln, so wie ich es meinen Patienten in der Sprechstunde erläutere. Sie werden erfahren, was Schlacken und Ablagerungen sind, warum der Mensch »Schwachstellen« hat, die ihn nicht richtig gesund werden lassen. Und Sie werden lesen, was Sie selbst unternehmen können, um fit zu werden – und vor allem, um gesund zu bleiben. Wir haben das in meiner langjährigen Praxis entwickelte 3-Phasen-Konzept zum Entschlacken und Ausleiten so zusammengestellt, dass Sie es nach Ihren individuellen Bedürfnissen wie ein Baukastensystem nutzen können. Die Homöopathie wird Sie auf Ihrem persönlichen Gesundheitsweg begleiten, damit es Ihnen schon bald besser geht.

Mit allen guten Wünschen Ihr

Dr. med. Markus Wiesenauer

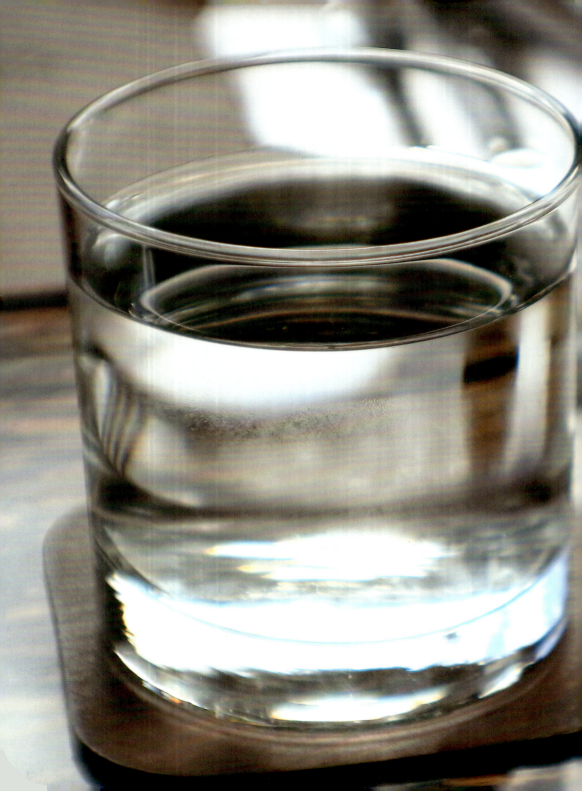

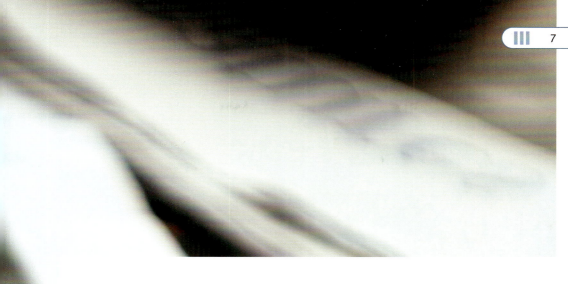

GANZ GESUND WERDEN

Chronische Beschwerden zeigen: Der Körper ist mit allen möglichen Belastungen überfordert. Die Homöopathie macht seine Selbstheilungskräfte wieder stark.

Was uns krank macht 8
Entschlacken – die Selbstregulation anregen 21
Ganzheitlich heilen mit Homöopathie 27

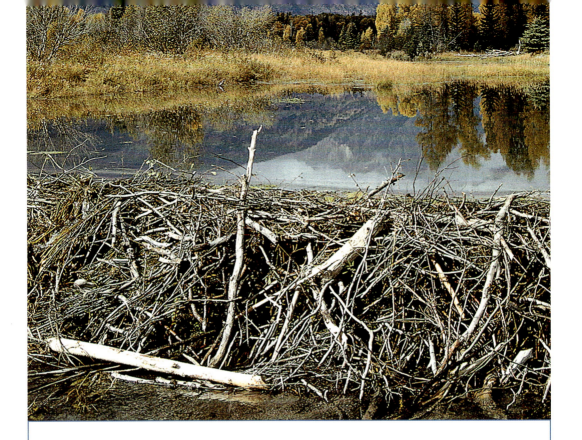

Was uns krank macht

Sie haben ständig mit Infekten zu tun? Leiden unter einem hartnäckigen Ausschlag, der trotz aller Behandlungsversuche nicht abklingt? Oder Ihr empfindlicher Darm macht Ihnen zu schaffen? Sie haben schon alles Mögliche ausprobiert, doch weder die Behandlung beim Arzt noch die Ratschläge aus dem Bekanntenkreis helfen wirklich … Wenn immer wiederkehrende Beschwerden genau Ihr Knackpunkt sind, ist es an der Zeit, »aufzuräumen« und die Selbstheilungskräfte des Körpers zu aktivieren.

Selbstregulation bis zur Erschöpfung …

Der menschliche Organismus ist ein hochkomplexes System, in dem jede einzelne der etwa 100 Billionen Körperzellen, jeder Muskel, jede Nervenfaser oder Gehirnzelle eine genetisch genau definierte Aufgabe hat. Alle Bausteine sorgen im Verbund dafür, dass wir uns bewegen, dass wir denken und agieren können. Und dass wir im Idealfall gesund und vital sind.

In diesem riesigen Netzwerk gibt es auch mehr oder weniger alltägliche Störungen, die den »Regelbetrieb« durcheinanderbringen. So können uns Entzündungen, Verletzungen oder psychischer Druck belasten und krank machen. Normalerweise ist das kein Problem, denn wenn Körper, Nervenkostüm und Seele stabil sind, kann der Organismus damit gut umgehen. Er ist dank eines funktionierenden Immunsystems und Selbstreinigungsmechanismus in der Lage, sich selbst zu helfen. So reagiert er beispielsweise auf einen Infekt mit Fieber, Fließschnupfen oder Eiterbildung – Heilungsprozesse, die dafür sorgen, dass Krankheitsursachen unschädlich gemacht werden.

Irgendwann geht der Abwehr die Kraft aus

Die Störungen und Belastungen können jedoch überhandnehmen: Stress, Umweltgifte oder Ernährungsfehler, um nur einige Beispiele zu nennen, überfordern auf Dauer den Organismus. Sie schwächen uns und setzen die Regulationsfähigkeit herab – wir werden schneller krank. Wer sich beispielsweise nur von Fast Food ernährt, versorgt seinen Körper nicht ausreichend mit Vitalstoffen (Seite 14) und schwächt die Darmfunktion; jemand, der dauerndem Druck und Hektik ausgesetzt ist, kann Probleme mit dem Immunsystem haben; wer sich länger mit einer Zahnentzündung plagt, riskiert, dass Keime in den Blutkreislauf gelangen und beispielsweise das Herz schwächen.

Sammeln sich mehrere solcher möglichen Krankheitsauslöser an, steigt auch die Gefahr, dass auftretende Erkrankungen nicht richtig ausheilen und chronisch werden. Aus einer chronischen Erkrankung kann sich allmählich eine Blockade der körpereigenen Abwehrsysteme entwickeln – weil sie an vielen Fronten gleichzei-

BLOCKADEN

In der Naturheilkunde und Homöopathie spricht man von einer »Blockade«, wenn der Organismus gar nicht oder nicht ausreichend auf eine Therapie anspricht. Diese eingeschränkte Reaktionsfähigkeit kann zum Beispiel die Folge einer chronischen Erkrankung oder einer Impfung sein und die Anfälligkeit für Krankheitsreize erhöhen.

WAS SIND SCHLACKEN?

Üblicherweise spricht man in der Erzverhüttung von Schlacken und meint damit ein Abfallprodukt, das bei der Metallschmelze entsteht. Sinngemäß abgeleitet ist der naturheilkundliche Gebrauch des Begriffs: »Schlacken« steht hier für all jene Stoffe, die vom Organismus ausgeschieden werden müssen, damit er in seiner Funktion nicht beeinträchtigt ist. Dies können aufgenommene Schadstoffe sein oder Endprodukte des Stoffwechsels. Normalerweise werden Schlacken von den Ausscheidungsorganen wie Darm, Nieren und Haut entsorgt. Sind diese Systeme jedoch überlastet, lagert der Körper sie im Gewebe ab, wo sie zu Störfaktoren werden können.

tig »kämpfen« müssen und dauerhaft belastet sind. Schuld daran sind auch die sogenannten Schlacken (siehe Kasten). Diese Stoffwechselreste und Schadstoffe, die sich im Körper sammeln und unter anderem im Bindegewebe, an den Arterien- und Darmwänden anreichern, können zusätzliche Beschwerden verursachen. So belastet beispielsweise ein dauerhaft hoher Fleischkonsum nicht nur die Verdauung und kann chronische Darmentzündungen verursachen. Bei der Verdauung von Fleisch entsteht auch Harnsäure. Sie wird vom Körper in neutrales Salz umgewandelt, das bei Überlastung allerdings nicht ausgeschieden, sondern als Schlacke im Gewebe »geparkt« wird. Die Ablagerung von Harnschlacken jedoch begünstigt wiederum die Entstehung von Gicht.

Chronische Erkrankungen und eine damit verbundene Fehlfunktion des Immunsystems können ein breites Spektrum an Beschwerden nach sich ziehen – von Allergien über Autoimmunerkrankungen bis hin zur völligen körperlichen oder seelischen Erschöpfung. Einzelne Symptome zu behandeln hilft dann wenig. Vielmehr kommt es darauf an, Organe und Gewebe zu entlasten sowie die seelisch-emotionale Verfassung zu stärken, damit das Immunsystem und die Selbstheilungskräfte wieder optimal funktionieren.

Auch eine Frage der Konstitution

Natürlich spielt die Individualität jedes Menschen eine große Rolle. Abhängig davon, ob man von seiner Veranlagung her eher eine robuste Gesundheit hat oder ob uns eine empfindliche Natur in die Wiege gelegt wurde, wirken sich auch innere und äußere Einflüsse unterschiedlich auf die Gesundheit aus.

Diese »Konstitution« ist vor allem in der Homöopathie bedeutend, die auf den Menschen in seiner Gesamtheit eingeht. So sind für eine Diagnose individuelle körperliche und seelische Komponenten wichtig, etwa das Temperament, Charaktereigenschaften, aber auch persönliche »Schwachstellen«. Ebenso gehört die Neigung zu bestimmten Erkrankungen dazu, die großenteils genetisch bedingt ist. Die Fähigkeit, mit Stress umzugehen, das Verhalten und sogar das Aussehen sind weitere Bausteine. All diese Aspekte sind für den Therapeuten Wegweiser, um einen Patienten bestmöglich einzuschätzen und seiner Erkrankung auf die Spur zu kommen. Gerade bei unspezifischen Krankheitsbildern und -ursachen ist es wichtig, alle möglichen Facetten zu beachten, damit Beschwerden beseitigt werden und die Regulationsfähigkeit wiederhergestellt wird. Die Naturheilkunde sieht Körper, Geist und Seele als Einheit, Beschwerden also als ganzheitliches Geschehen. Statt kurzfristig Symptome zu bekämpfen, behandelt sie den ganzen Menschen und die eigentliche Krankheitsursache.

SEHR KOMPLEX – DAS IMMUNSYSTEM

Viren, Bakterien, Pilze und Parasiten versuchen permanent, über die Atemluft, die Nahrung oder die Haut in unseren Körper einzudringen. Er hält sie in Schach mit einem komplex arbeitenden Verbund von Organen (Thymusdrüse, Milz, Darm) und Geweben (Mandeln, Lymphknoten, Knochenmark). Hier werden laufend Antikörper, Immun- und Fresszellen gebildet und gesteuert. Etwa 80 Prozent aller Abwehrzellen sitzen übrigens im Darm, denn die Schleimhaut dort hat über die Ernährung den intensivsten Kontakt zu Keimen. Darüber hinaus gibt es eine Reihe von Barrieren, die den Körper vor Eindringlingen schützen, etwa den Säureschutzmantel der Haut, die Magensäure und Flimmerhärchen in der Nase.

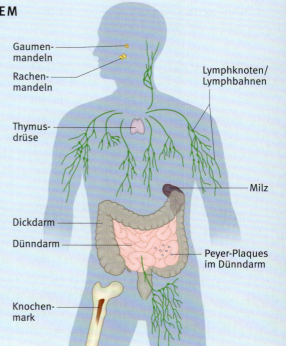

Innere und äußere Belastungen

Vieles kann zu Blockaden und chronischen Prozessen führen, die uns an Körper, Geist und Seele krank machen. Samuel Hahnemann, der Begründer der Homöopathie, erkannte bereits vor 200 Jahren zahlreiche Ursachen für eine mangelnde Reaktionsfähigkeit des Organismus. Sehr bildhaft nannte er sie »Heilungshindernisse« und versuchte mittels »Reaktionswecker« – für die jeweilige Situation ausgesuchte Mittel – die Selbstregulation zu aktivieren (mehr dazu ab Seite 27).

Psychische Faktoren

Emotionaler Stress im Job oder Privatleben, Hektik im Straßenverkehr, permanenter Zeitdruck, große und kleine Psychokonflikte jeglicher Form sind regelrechter »Seelen-Sondermüll«, der nicht nur die Nerven belastet, sondern auch die Gesundheit in vielfacher Weise beeinträchtigt: Er schlägt uns buchstäblich auf den Magen, kann zu Verspannungen oder depressiven Verstimmungen führen.

Körperliche Faktoren

Belastend wirken auch konstitutionelle Faktoren wie die Veranlagung für Bluthochdruck, ein schwaches Bindegewebe oder die Neigung zu Allergien. Sie beeinträchtigen die Gesundheit genauso wie strukturelle Komponenten: Dazu zählen Haltungsschäden, Wirbelverschiebungen oder auch ein Fehlbiss.

Narben, unentdeckte Entzündungen im Zahnbereich wie auch Füllungen aus Amalgam oder nicht kompatiblen Schwermetallen (wenn etwa Amalgam- und Goldfüllungen gleichzeitig vorhanden sind) werden als Störfelder oder »Herde« bezeichnet, die die Funktion einzelner Organe einschränken und das Allgemeinbefinden schwächen.

Oxidativer Stress durch freie Radikale

Eine große Beanspruchung für die Gesundheit ist oxidativer Stress. Er entsteht, wenn die Konzentration sogenannter freier Radikale im Blut zu hoch ist.

WIE DIE HOMÖOPATHIE HILFT

Beschwerden können vielfältig und die Ursachen diffus sein. Wo soll man da therapeutisch ansetzen? Die Homöopathie ist eine universelle Heilmethode, die durch gezielte Impulse den gesamten Organismus auf Selbstheilung polt. Ihre Arzneimittel wirken nicht nur auf ein isoliertes Krankheitsgeschehen, sondern lenken die körpereigene Regulation wieder in die richtigen Bahnen.

KRANK DURCH AMALGAM?

Amalgam ist als Zahnfüllstoff seit gut 200 Jahren sehr bewährt – aber ebenso lange auch umstritten. Denn das Material besteht zu 50 Prozent aus Quecksilber, einem giftigen Schwermetall, das sich im Nerven-, Fett- und Drüsengewebe anreichert. Kritiker gehen davon aus, dass durch den Zahnabrieb und über die Schleimhäute im Mund-Rachen-Raum und Magen-Darm-Trakt kleinste Dosen ins Blut- und Zellsystem gelangen. Häufig werden Ekzeme, Allergien, Immunstörungen, rheumatische Beschwerden, erhöhte Infektanfälligkeit sowie Pilzerkrankungen mit Amalgam in Verbindung gebracht. Werden Amalgamfüllungen entfernt, ist die Quecksilberbelastung noch einmal deutlich erhöht.

Quecksilber kann von erfahrenen Therapeuten aus den Körperzellen ausgeleitet werden, zum Beispiel mithilfe von DMPS-Injektionen. Dimercaptopropansulfonsäure ist ein Medikament, das bei Vergiftungen mit Schwermetallen (etwa mit Arsen, Chrom oder Quecksilber) intravenös gespritzt wird. Es bindet Metalle im Blut zu Komplexen, die über den Urin ausgeschieden werden. Eine Ausleitung kann homöopathisch unterstützt werden (mehr dazu auf Seite 60).

Freie Radikale entstehen durch äußere Einflüsse wie UV-Licht, Ozonbelastung, Ernährungsmängel und Stress, aber auch durch Sport (vor allem bei großer Anstrengung), durch Nikotin und Alkohol, Verletzungen und Medikamente. Sie werden aber auch als Nebenprodukte des Stoffwechsels permanent in den Körperzellen produziert. Weil sie Bakterien und andere Fremdstoffe zerstören, sind freie Radikale grundsätzlich nützlich für das Abwehrsystem. Erst wenn der Körper sie nicht mehr kontrollieren kann und die Selbstregulation aus der Balance gerät, können sie den Organismus schädigen. Wichtige Zellstrukturen werden dann zerstört, Alterungsprozesse beschleunigt. Außerdem werden freie Radikale in direkten Zusammenhang gebracht mit der Entstehung von Herz-Kreislauf-Erkrankungen und Gefäßverkalkung.

Als Gegenmaßnahme braucht der Körper sogenannte Antioxidanzien: Enzyme, Vitamine, Mineral- und Pflanzenstoffe, die unsere Zellen vor Angriffen schützen und die Radikale unschädlich machen können. Vor allem Vitamin A, C, E, B_{12}, B_6, Folsäure und Betakarotin sind wichtige Abwehrstoffe.

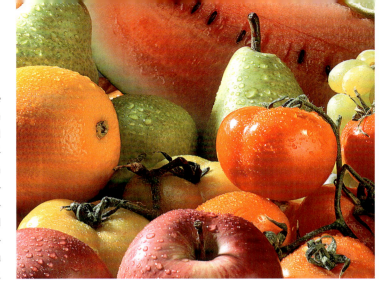

Eine gesunde, vollwertige Ernährung ist essenziell, um den Körper mit ausreichend Antioxidanzien und Vitalstoffen zu versorgen. Die besten Lieferanten sind frisches Gemüse und Obst – selbst deren natürliche Farbstoffe sind gesund. Fertigprodukte hingegen führen auf Dauer zu einer Mangelernährung.

Ungesunde Ernährung

Meist sind wir mit Antioxidanzien, Vital- und Ballaststoffen sowie gesunden Fettsäuren unterversorgt, nehmen aber zu viel tierisches Eiweiß und zu viele Kohlenhydrate zu uns.
Zudem gelangen mit der täglichen Nahrung die meisten Schadstoffe in unseren Körper, zum Beispiel Pestizide oder chemische Zusatzstoffe in industriell hergestellten Nahrungsmitteln:

> In der konventionellen Landwirtschaft sind immer noch viele unterschiedliche Spritzmittel erlaubt, die einen gefährlichen »Cocktail« bilden können. Manche Chemikalien stehen im Verdacht, das Erbgut zu verändern sowie das Hormon- und Nervensystem zu beeinflussen. Um sich einigermaßen vor Rückständen zu schützen, sollten alle Nahrungsmittel gründlich gewaschen werden, damit zumindest ein Teil der außen anhaftenden Schadstoffe entfernt wird.

> Schätzungen zufolge nehmen wir jährlich rund 1,5 kg Zusatzstoffe aus der Nahrung zu uns. Zu den derzeit in der EU zugelassenen 316 Substanzen zählen Stabilisatoren, Geschmacksverstärker, Säureregulatoren und Verdickungsmittel sowie Konservierungs- und Farbstoffe. Obwohl diese Zusätze offiziell nicht gesundheitsschädlich sind, sind sie teilweise umstritten. Zumindest rund 50 von ihnen können Allergien auslösen, die Verdauung und Nährstoffaufnahme beeinträchtigen oder für Asthmatiker gefährlich sein. (Weitere Infos siehe Web-Adressen auf Seite 123.)

Medikamente

Die Errungenschaften der modernen Pharmazie sind enorm – glücklicherweise gibt es heute viele wirksame Medikamente. Oft ist die Einnahme von chemischen Arzneien notwendig. Dafür, dass Symptome verschwinden oder Organfunktionen stabilisiert werden, zahlt man bisweilen jedoch einen hohen Preis: Es treten die berüchtigten Nebenwirkungen auf. Viele chemische Arzneien belasten den Körper, insbesondere im Dauergebrauch – an erster Stelle die Ausscheidungsorgane wie Leber, Nieren oder Darm. Bekannt sind vor allem die Schäden, die Antibiotika in der Darmflora anrichten können – Verdauungsprobleme sind eine häufige Nebenwirkung. Aber auch sehr gebräuchliche Substanzen wie die Schmerzmittel Acetylsalicylsäure, Paracetamol oder Ibuprofen können bei einer längeren Einnahme die natürliche Selbstregulation unterdrücken und den Organismus insgesamt schwächen.

Inhaltsstoffe in Kosmetika

Toxische Stoffe, die in Haarfärbemitteln und Kosmetika stecken, sind ebenfalls belastend. Damit zu kämpfen hat vor allem die Haut, ein wichtiger Teil des Immun- und Ausscheidungssystems.

Mit einem pH-Wert von 5,5 ist die Haut leicht sauer – ein Säureschutzmantel, der aktiv gegen das Eindringen fremder Keime wirkt. Außerdem ist sie ein wichtiger Umschlagplatz für Nährstoffe und Stoffwechselreste. Trotzdem wird kein anderes Organ derart mit allerlei Substanzen überfrachtet, mit Lösungsmitteln, Erdölprodukten, Konservierungsstoffen und Emulgatoren, wie sie in vielen Pflegeprodukten stecken. Zum Großteil sind das Substanzen, die sich im Gewebe anreichern, Haut und Schleimhäute irritieren und zu Allergien und Entzündungen führen können. (Mehr Infos siehe Adressen Seite 123.)

REINE NATURKOSMETIK?

Der Begriff Naturkosmetik als solcher ist nicht geschützt. Alle Hersteller, die pflanzliche Inhaltsstoffe verwenden, dürfen ihre Produkte so bezeichnen, selbst wenn diese zusätzlich synthetische Zutaten beinhalten. Dennoch enthalten Naturkosmetika in der Regel weniger belastende Stoffe als »normale« Produkte.

Um sich abzugrenzen, markieren manche Firmen, die ausschließlich mit pflanzlichen oder biologischen Rohstoffen arbeiten, diese »echte« Naturkosmetik häufig mit einem Siegel, um die strengen Herstellungskriterien zu betonen. So verpflichten sich die Hersteller dazu, auf synthetische Duft- oder Farbstoffe zu verzichten. Eines der verbreitetsten Siegel ist das Ecocert-Zeichen, das 22 Firmen in Deutschland tragen dürfen.

Belastende Stoffe aus der Umwelt

Eine Reihe weiterer Faktoren macht dem Organismus in seiner Entgiftungsarbeit zu schaffen und kann zu (chronischen) Erkrankungen führen.

› Umweltbelastungen wirken sich auf Gesundheit und Wohlbefinden aus, ohne dass wir das direkt bemerken oder zuordnen können – etwa bei Elektrosmog, Wohnraumgiften, Feinstaub, Pollenflug und Dieselruß.

› Ein ungünstiger Schlaf- oder Arbeitsplatz – beeinträchtigt durch die Auswirkungen von Wasseradern oder Erdstrahlen – kann vor allem empfindliche Naturen stark beeinflussen.

› Nach Schätzungen der Weltgesundheitsorganisation WHO sind weltweit etwa 60 bis 70 Prozent aller chronischen und akuten Krankheiten auf die Belastung mit Schwermetallen zurückzuführen. Viele der Substanzen wie Blei, Kadmium oder Quecksilber, die wir mit der Nahrung oder mit dem Trinkwasser aufnehmen, reichern sich im Körpergewebe an und führen zu unspezifischen Beschwerden. Die Symptome einer Quecksilberbelastung reichen von chronischer Erschöpfung über Immunschwäche bis zu Rheuma und Magen-Darm-Erkrankungen (Seite 13).

So verschlackt der Körper

Ob wir die Faktoren nun beeinflussen können oder nicht – rund um die Uhr ist der Organismus einer Vielzahl von inneren und äußeren Belastungen ausgesetzt. Und pausenlos verarbeitet er eine Unmenge an Stoffen: körpereigene Stoffwechselprodukte (etwa Hormone oder Bilirubin), aber auch Genussgifte wie Nikotin und Alkohol, Nahrungsmittel, Schadstoffausdünstungen, Zahnersatzstoffe, Medikamenten- und Hormonrückstände. Außerdem muss er mit verschiedensten Säuren fertig werden: ätzende Verbindungen wie Salzsäure, die bei Stress und Ärger produziert wird, Essigsäure (aus fett- und zuckerreicher Kost), Gerbsäure (aus Tee und Kaffee), Schwefel- oder Milchsäure.

All diese Stoffe müssen vom Körper umgewandelt und neutralisiert werden, damit sie unsere Organe, Gewebe und Drüsen nicht schädigen. Säuren baut er mithilfe von Mineralstoffen und Spu-

---

IMPFUNGEN

Sie kurbeln das Immunsystem an, damit es Antikörper bildet, die den Körper gegen Krankheitserreger schützen. Wenn mehrfach oder kurz aufeinanderfolgend geimpft wird, reagieren manche Menschen heftig. Vor allem, wenn der Organismus geschwächt ist, etwa wegen ständiger Infekte. Lokale Reaktionen (wie Schwellung, Rötung, Verhärtung der Haut an der Einstichstelle) und allgemeine Impfreaktionen (wie Fieber, Unruhe, Müdigkeit, erhöhte Infektanfälligkeit) können dann stärker ausgeprägt sein.

renelementen in neutrale Salze um und transportiert sie über die Ausscheidungsorgane ab.

Wenn der Stoffwechsel überlastet ist

Kommt der Körper nun aufgrund einer eingeschränkten Selbstregulation nicht mehr mit der Verstoffwechslung und Ausscheidung nach, werden diese Stoffe abgelagert, und zwar bevorzugt an Stellen, wo sie lebenswichtige Abläufe nicht gravierend stören. Schwermetalle, Säuren, Salze und biochemische Verbindungen landen vor allem im Bindegewebe und in den Fettzellen. Sind diese überlastet, sucht der Körper zwangsläufig neue Depots, nutzt Sehnen, Bänder, Muskeln und Gelenke als Lagerstätten, was nun zu gesundheitlichen Beeinträchtigungen führen kann. So basieren Ischias- und Muskelschmerzen sehr häufig auf einer Verschlackung des Organismus.

Sind auch diese neuen Speicherplätze überfüllt, muss der Körper auf immer empfindlichere Stellen wie etwa das Gehirn ausweichen. Er wird schleichend zu einer »Mülldeponie«, und viele unspezifische Beschwerden sind die Konsequenz.

BINDEGEWEBE: SCHLACKENLAGER UND ENTSORGUNGSSYSTEM

Vor allem im Zusammenhang mit Cellulite und Krampfadern ist oft vom Bindegewebe die Rede. Seine vielfältigen Aufgaben sind jedoch kaum bekannt. Es stützt nicht nur sämtliche Organe, indem es sie umhüllt und miteinander verbindet. Es ist auch ein riesiges Filter- und Regulationssystem, das den Wasserhaushalt regelt, die Zellen mit Nährstoffen versorgt und als Speicher bei der Entsorgung von Giftstoffen mitwirkt. Das Bindegewebe ist zudem ein wichtiges Transportmittel von Stoffwechselprodukten wie Sauerstoff, Kohlendioxid, Säuren und Basen, die von den Blutgefäßen in die Zellen wandern und umgekehrt.

Übersäuerung und Basenmangel

Vor allem eine Übersäuerung (Azidose) macht dem Körper zu schaffen. Häufige Anzeichen sind rasches Ermüden, Appetitlosigkeit und die Neigung zu Übelkeit, eine allgemeine Antriebs- und Immunschwäche, außerdem können Bluthochdruck, Herzrasen oder Verwirrtheit auftreten.

Auch jede chronische Krankheit beginnt mit einer Übersäuerung des Gewebes. Entzündliche Zellreaktionen und Blockaden, die daraus entstehen, können zu den unterschiedlichsten Leiden führen – von Rheuma über Allergien bis zu Herz-Kreislauf-Erkrankungen. Hinzu kommt: Im sauren Milieu vermehren sich neue krank machende Keime, Bakterien und Viren.

Lebensnotwendig: Mineralstoffe & Co.

Um die aggressiven Säuren neutralisieren und ausscheiden zu können, benötigt der Organismus als Hilfsstoffe eine große Menge an Mineralstoffen und Spurenelementen, auch Basen genannt. Nachschub bekommt er nur über die Ernährung. Leider fehlen heute aber in vielen Nahrungsmitteln diese Vitalstoffe (Seite 24). Also plündert der Körper gezwungenermaßen seine Basendepots und entmineralisiert sich selbst.

Die benötigten Substanzen werden aus den unterschiedlichsten Zellen gelöst. Betroffen sind vor allem Arterien, Knochen, Sehnen und Knorpel, Bindegewebe und Haut, Haarboden und Zähne. Ein Grund für viele Beschwerden ist nicht zuletzt dieser Raubbau an der eigenen Basis.

So zeigt sich eine dauerhafte Übersäuerung, gepaart mit einem chronischen Mineralstoffmangel, früher oder später an wichtigen Organen (zum Beispiel durch die Bildung von Gallen- oder Nierensteinen). Die Arterien können verkalken, das Herz kann weniger kräftig schlagen, und der Austausch zwischen Blut und Zellserum verlangsamt sich, was die Nähr- und Sauerstoffversorgung verschlechtert. Auch möglich: Die Muskulatur schwindet und die Knochendichte nimmt ab, die Zähne werden anfälliger für Karies oder Parodontitis, die Gelenke verschleißen schneller.

Die Säure-Basen-Balance und die Lebensweise

Der Säure-Basen-Haushalt ist ein entscheidender Faktor im Stoffwechsel und beeinflusst damit sämtliche lebenswichtigen Funktionen wie Atmung, Verdauung, Kreislauf oder Ausscheidung. Alle Stoffwechselprozesse sind von einer möglichst gleichmäßigen Säurekonzentration in den Zellen abhängig. Ist das nicht der Fall, können die biochemischen Vorgänge in unserem Körper instabil werden. Bestimmte Enzyme wirken nicht mehr und schwächen den Stoffwechsel.

Damit das nicht passiert, arbeiten alle sogenannten Puffersysteme unter Hochdruck und halten den pH-Wert im Blut konstant (siehe Kasten links). Zu diesen Regulatoren gehören die Lunge und die Nieren, die Haut, der Darm und die Knochen. Weil diese Puf-

---

PH-WERT

Der pH-Wert (lat. potentia = Kraft, hydrogenium = Wasserstoff) ist die Maßangabe für die Konzentration von Wasserstoffionen in einer Lösung. Alle Lösungen sind entweder sauer (pH-Wert 0–6), neutral (pH-Wert 7) oder basisch (pH-Wert 8–14). Der normale Blut-pH-Wert des Menschen liegt zwischen 7,35 und 7,45 und wird durch ein komplexes Puffersystem aufrechterhalten. Sinkt der Blutwert unter 7,1, ist der Säure-Basen-Haushalt massiv gestört (Azidose).

TAGESPROFIL DES URIN-PH-WERTES

Wie es um Ihren Säure-Basen-Haushalt steht, zeigt Ihnen auch Ihr Urin-pH-Wert. Messen Sie ihn einen Tag lang mit Teststreifen (aus der Apotheke) jeweils vor und nach den Mahlzeiten. Schreiben Sie zusätzlich auf, was Sie gegessen haben. Im Internet können Sie ein Kurvenblatt downloaden, in das Sie die Werte eintragen (Seite 123). Je größer die Schwankung, desto besser. Der Wert darf ein- oder zweimal unter 6,8 fallen, nach den Mahlzeiten sollte er bei 7,4 oder höher liegen. Er schwankt übrigens stärker als die durch ein Puffersystem konstanteren Blutwerte, da er direkter darauf reagiert, was wir essen und trinken.

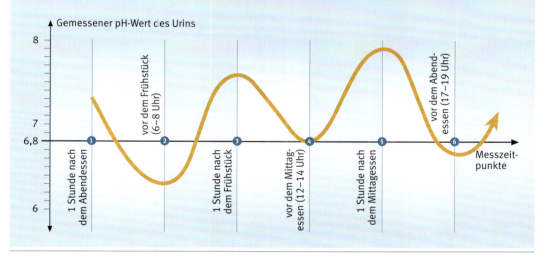

fer permanent arbeiten, müssen verbrauchte Basen laufend ersetzt werden, damit die Gesundheit im Lot bleibt.

In erster Linie ist es eine Frage der Ernährung, ob die Säuren im Körper überhandnehmen und ihn krank machen oder ob ausreichend Basen – also Mineralstoffe und Spurenelemente – zur Verfügung stehen. Doch das Basenkonto ist bei den meisten Menschen tief in den roten Zahlen. Schätzungen zufolge sind rund 80 Prozent aller Europäer übersäuert. Zu wenig Bewegung, zu viele Genussgifte und vor allem die mangelhafte Qualität und Auswahl der Nahrungsmittel (Fast Food, Fertigprodukte, Softdrinks etc.) treiben Raubbau an den Mineralstoffdepots.

Das persönliche Risiko abschätzen

Um in der Folge gezielte »Aufbauarbeit« leisten zu können und den Körper in seiner Entgiftungs- und Entlastungsarbeit zu unterstützen, ist es hilfreich, den Gesundheitszustand zu checken. Es gibt diverse Tests, mit deren Hilfe man die Belastung bei seinem Arzt feststellen lassen kann.

› Besonders aussagekräftig ist die Blutanalyse. Indem man gezielt verschiedene Blutinhaltsstoffe untersucht, lässt sich erkennen, ob Entzündungen im Körper stecken, ob die Entgiftungsorgane gut arbeiten, ob oxidativer Stress besteht oder wie hoch das Risiko für Herz- und Gefäßerkrankungen ist. Differenzierte Blutuntersuchungen erlauben auch Aussagen über Umweltgifte, das Allergiepotenzial oder den Immunstatus.

› Auch die Untersuchung von Stuhl- und Urinproben kann auf eine Giftbelastung und auf entzündliche Prozesse hinweisen.

Das sollten Sie sich immer mal wieder fragen

In jedem Fall sinnvoll ist eine regelmäßige »Nabelschau«, um sich und seinem Körper auf die Spur zu kommen. Beobachten Sie sich anhand der folgenden Checkliste selbst – das hilft Ihnen auch bei der Wahl des passenden homöopathischen Mittels:

› Wo im Körper treten immer wieder Entzündungen und Infekte auf?
› Wann und worauf reagiere ich anfällig?
› Ist meine Haut oft gereizt?
› Leide ich unter Allergien?
› Habe ich manchmal unerklärliche Beschwerden (Schwindel, Nervenzittern, Lidzucken etc.)?
› Bin ich oft müde, gestresst, erschöpft?
› Ist meine Ernährung zu einseitig (Seite 24)?
› Esse ich genügend Gemüse und Obst (Seite 25)?
› Wie sieht es aus mit Kaffee-, Alkohol- und Nikotinkonsum?
› Trinke ich ausreichend Wasser (Seite 23)?
› Welche Medikamente nehme ich regelmäßig ein?
› Leide ich unter Schlafstörungen?
› Bin ich oft vergesslich und unkonzentriert?

ERGÄNZENDE TESTMETHODEN

Elektroakupunktur, Thermografie, Neuraltherapie, Kinesiologie oder Biofeedback sind weitere Methoden, die den Gesundheitszustand des Organismus erfassen. Sie sollen Aufschluss geben über Umweltbelastungen, Störfelder, Schwermetalle, Mangelzustände oder Unverträglichkeiten. Lassen Sie sich vor einer Untersuchung ausführlich beraten, auch was die Kosten betrifft.

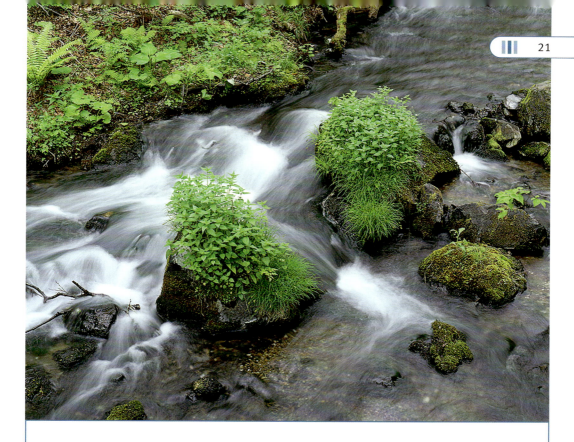

Entschlacken – die Selbstregulation anregen

Wird der Organismus regelmäßig entschlackt und die natürliche Regulation angeregt, muss er nicht mehr seine Basendepots angreifen und kostbare Energie aufbringen, um gegen Blockaden und Schlacken anzukämpfen. Im Fokus steht vor allem die Stärkung der wichtigen Ausleitungsorgane: Darm, Leber, Nieren, Lunge und Haut. Denn sie erfüllen die lebensnotwendige Aufgabe, Krankheitserreger abzuwehren sowie Stoffwechselprodukte, Gifte und Fremdstoffe zu beseitigen.

Ausscheidung – ein komplexes System

> Der **Darm** ist das stärkste und wichtigste Entgiftungsorgan, insbesondere die letzten 50 cm des Dickdarms. Hier kann der Körper Abfallstoffe direkt aus der Blutbahn über die Darmschleimhaut in den Stuhl abgeben. Durch eine schlechte Vitalstoffversorgung oder die Behandlung mit Antibiotika wird die Funktion gestört – und der Darm kann sogar selbst zu einem Krankheitsherd werden. Wird Essen nicht mehr richtig verdaut, können Fäulnis und Giftstoffe zu einer Verschlackung führen und viele Erkrankungen nach sich ziehen. Übliche und effektive Sanierungsmethoden sind neben einer Ernährungsumstellung vor allem Einläufe mit Wasser. Durch Spülen werden in den Darmwänden sitzende Schlacken gelöst und herausgespült, die Entsäuerung des Körpers wird angeregt.

> Was nicht über den Darm entsorgt werden kann, versucht die **Leber** loszuwerden. Unser größtes Stoffwechselorgan ist eine Art Entgiftungszentrale, die Fremdstoffe filtert und Schadstoffe so umbaut, dass sie über die Nieren ausgeschieden werden können.

> Die **Nieren** wiederum filtern das gesamte Blut (rund 300-mal täglich) und wirken so als »Durchputzer« des gesamten Körpers. Unterstützen lässt sich ihre Arbeit durch regelmäßiges und ausreichendes Trinken (siehe Tipp-Kasten Seite 23).

> Auch unser **Atemsystem** ist wichtig für die Entsorgung von Schad- und Fremdstoffen. Während wir zum einen über die Lungenbläschen verbrauchtes Kohlendioxid aus dem Blut aufnehmen und ausatmen, fangen die Schleimschichten und Flimmerhärchen in den Bronchien und der Luftröhre Fremdstoffe ein und sorgen dafür, dass wir sie durch Räuspern oder Abhusten loswerden.

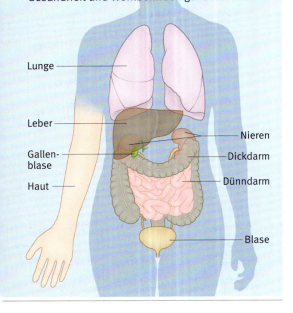

DIE AUSSCHEIDUNGSORGANE
Der Körper verfügt über ein hervorragendes »Abfallsystem«, das aus den wichtigsten Ausscheidungsorganen Lunge, Leber, Nieren, Darm und Haut besteht. Ihr Zusammenspiel ist für Gesundheit und Wohlbefinden ganz wesentlich.

Lunge
Leber
Gallenblase
Haut
Nieren
Dickdarm
Dünndarm
Blase

> Ein weiteres hervorragendes Entgiftungsorgan ist die **Haut**. Leider ist sie mit ihren bis zu 2 Quadratmetern Fläche sehr klein (im Vergleich zu den rund 400 Quadratmetern des Darms), und das Entgiftungsvolumen ist begrenzt. Doch während die anderen Organe längst überlastet und in ihrer Funktion eingeschränkt sind, arbeitet die Haut oft noch einwandfrei und hilft dem Organismus, Schlacken abzutransportieren.

Entgiften, Entschlacken, Ausleiten

Ist von »Entgiftung« die Rede, können unterschiedliche Ansätze gemeint sein: In der klassischen Schulmedizin bezeichnet der Ausdruck zumeist einen Suchtmittelentzug (Drogen, Alkohol), auch die Blutwäsche (Dialyse) bei Nierenerkrankungen wird so genannt. Man versteht darunter aber auch die Fähigkeit des Körpers – allen voran der Entgiftungsorgane Leber und Nieren –, mittels biochemischer Reaktionen schädliche Stoffe im menschlichen Organismus umzuwandeln und auszuscheiden. Im Gegensatz dazu sind »Entschlackung und Ausleitung« keine schulmedizinischen Begriffe, sondern Bezeichnungen der heutigen Naturheilkunde für therapeutische Maßnahmen, die helfen sollen, vermehrt Stoffwechselprodukte und Schadstoffe auszuscheiden.

Solche Maßnahmen haben übrigens eine jahrtausendealte Tradition in vielen Heilsystemen auf der ganzen Welt. Schon die alten Griechen leiteten »krank machende Säfte« mit verschiedenen Methoden aus. Auch im uralten überlieferten Heilwissen des indischen Ayurveda und in der Traditionellen Chinesischen Medizin (TCM) gelten Kuren zum Entschlacken und Ausleiten als bewährte Behandlungsmöglichkeiten, um die Regulationsfähigkeit des Organismus zu stärken oder aufzubauen. Die Erfahrung zeigt immer wieder, wie wirksam dieser Therapieweg ist.

TIPP: Trinken entschlackt

> Um die Nieren zu stärken, ist es wichtig, viel zu trinken. Als Faustregel gilt: 30 ml Wasser pro Kilogramm Körpergewicht. Wer also rund 75 kg wiegt, sollte täglich mindestens 2,2 Liter trinken. Um das Herz nicht zu sehr zu belasten, sollten Sie idealerweise über den Tag verteilt pro Stunde ein Glas trinken.

> Auch auf die Wasserqualität kommt es an: Leitungswasser ist in der Regel hygienisch einwandfrei, enthält aber wenig Mineralstoffe. Gute »Entschlackungskatalysatoren« sind grüner Tee und stilles Wasser, vor allem im Hinblick auf den Säure-Basen-Haushalt. Beide enthalten keine Kohlensäure, die auf dem Säurenkonto zu Buche schlägt.

Die Selbstregulation stimulieren

Es gibt heute unterschiedliche Verfahren, um den Organismus in seiner Ausleitungs- und Entschlackungsarbeit zu unterstützen. Die Homöopathie wirkt hier besonders effektiv. Als Reiz- und Regulationstherapie zielt sie darauf ab, das Abwehrsystem und die Ausleitungsorgane zu aktivieren und zu stärken. Optimal gelingt dies mit drei aufeinander aufbauenden Ausleitungsphasen, die Sie in diesem Ratgeber kennenlernen (ab Seite 31).

Daneben gibt es weitere Ansätze: etwa eine Störfeldsanierung (des Darms oder der Zähne) mittels Neuraltherapie, das Ausleiten von Schwermetallen (siehe Amalgam-Info auf Seite 13) oder eine gezielte Versorgung mit Vitaminen und Mineralstoffen. Auch Sauerstofftherapien und Behandlungen mit Eigenblut, Milz- oder Thymusextrakten können das Immunsystem stärken, das dann wieder besser mit Giften und Schlacken fertig wird.

Solche Maßnahmen greifen jedoch nur dauerhaft, wenn Schadstoffe weitestgehend vermieden und die grundlegenden Komponenten für Gesundheit und Wohlbefinden erfüllt werden: Wer sich regelmäßig bewegt, sich ausgewogen ernährt, ausreichend schläft und darauf achtet, seelisch-mental ausgeglichen zu sein, hat schon die wichtigste Basis gelegt, um Blockaden zu lösen.

Die Rolle der Ernährung

Vitamine, Mineralien und Spurenelemente sind wesentlich für viele Funktionen, insbesondere für Stoffwechsel und Aufbauprozesse und nicht zuletzt, um schädliche Säuren zu neutralisieren.

> Weil der Körper die meisten Stoffe nicht selbst herstellen kann, müssen sie von außen zugeführt werden. So wie etwa Vitamin A (Retinol) und seine Vorstufen, die sogenannten Karotinoide. Sie entschärfen freie Radikale (Seite 12 f.) und schützen so Zellen und Substanzen wie Fettsäuren oder Eiweiße vor Schäden.

Wichtig sind auch die Vitamine des B-Komplexes, denn sie sind unentbehrlich für den Kohlenhydrat-, Eiweiß- und Fettstoffwechsel und die Entgiftungsfunktion der Leber.

Vitamin C (Ascorbinsäure) ist ebenfalls ein »Leberschützer«, der das Immunsystem, die Nerven und die Blutgefäße stärkt. Wegen

---

GU-ERFOLGSTIPP

BITTERSTOFFE

Sie regen Verdauung, Blutbildung und Fettverbrennung an, zügeln den Appetit, stärken die Leber und wirken positiv auf den Blutzuckerspiegel. Sie stecken zum Beispiel in Artischocken, Bärlauch, Beifuß, Chicorée, Kerbel, Löwenzahn, Radicchio oder Rosenkohl und sind optimale Entschlackungshelfer, ebenso Tees aus bitteren Kräutern und Schweden- oder Kräuterbitter.

HILFE BEIM ENTSCHLACKEN: MEHR BASEN, WENIGER SÄURE

Um den Säure-Basen-Haushalt auszugleichen (Seite 18), gilt als Faustregel: Das Verhältnis von Basen- und Säurebildnern in der täglichen Ernährung sollte idealerweise 2 : 1 sein. Es geht nicht darum, Säurebildner ganz wegzulassen, da auch sie dem Körper wichtige Mineralstoffe sowie Eiweiß zur Verfügung stellen.

> **Basenbildner:** Als basisch gelten fast alle pflanzlichen Nahrungsmittel, weil sie einen hohen Anteil an organisch gebundenen Mineralstoffen haben. Eine Ernährung, die aus reichlich Gemüsen, Kartoffeln, Kräutern, reifem Obst, Trockenobst (ungeschwefelt), Salat und Haferflocken besteht, ist optimal. Stilles Wasser, grüner Tee sowie Molke- und Sauermilchprodukte sind ebenfalls basisch.

> **Säurebildner:** Weil sie im Körper Säuren bilden, sollte man vor allem bei Lebensmitteln mit einem hohen Schwefel- oder Phosphorgehalt aufpassen. Reduzieren Sie deshalb Wurst, Fleisch, Fisch, Käse und Eier. Quark, Milch, schwarzer Tee, Kaffee, Softdrinks, Süßwaren, Salz, Zucker und Margarine gehören ebenfalls ins saure Lager wie auch Reis, Nudeln und Brot.

> Als **neutral** gelten alle kalt gepressten Pflanzenöle.

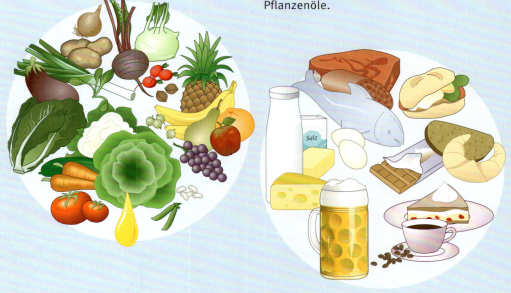

seiner antioxidativen Wirkung ist es ein wichtiger Radikalfänger. Ähnlich wirkt Vitamin E, das am Eiweiß- und Fettstoffwechsel beteiligt ist, die Blutgefäße und Zellwände jung erhält.

> Bei den Mineralstoffen und Spurenelementen sind vor allem Kalium, Kalzium und Magnesium bedeutend. Sie aktivieren Enzyme, lösen Säuren, schützen Muskeln, Knochen und Nerven. Wichtig sind auch Selen und Zink: Während Selen die Produktion von Abwehrstoffen steigert und den Lymphfluss anregt, aktiviert Zink ein wichtiges Entsäuerungsenzym und wirkt positiv auf die Leber und die Nieren.

> Bedeutend sind auch die sogenannten sekundären Pflanzenstoffe. Diese rund 30000 verschiedenen Substanzen werden von Pflanzen als Schutz- und Abwehrstoffe etwa gegen Schädlinge gebildet, sie dienen als Duft- und Farbstoffe oder pflanzeneigene Hormone. Auch im menschlichen Organismus erfüllen sie zahlreiche Funktionen, sie wirken antioxidativ, sind entzündungshemmend und bekämpfen Krankheitserreger.

Bewegung als Entgiftungsmotor

Ein regelmäßiges Sportprogramm ist nicht nur ideal für die Figur und die Gewichtskontrolle. Der gesamte Stoffwechsel wird angeregt und die Ausscheidung von Schlacken aktiv gefördert. Wer beim Sport ins Schwitzen gerät, bringt damit das natürliche Kühlsystem des Körpers auf Touren. Die Poren öffnen sich, Säuren und Abfallstoffe können über das Entgiftungsorgan Haut ausgeschieden werden. Auch der Blutkreislauf und die Verdauung profitieren, die Sauer- und Nährstoffzufuhr zu Blut und Zellen wird erhöht sowie die Darmtätigkeit verbessert. Von besonderer Bedeutung ist jegliche Bewegung jedoch für unser Lymphsystem. Zusammen mit den Blutgefäßen ist es für den Transport von Abfallstoffen zu den Entgiftungsorganen zuständig. Anders als die Blutgefäße, die über einen eigenen »Antrieb« verfügen, ist das Lymphsystem jedoch von der Aktivität der Muskulatur abhängig. Mindestens dreimal pro Woche sollte eine halbe Stunde Ausdauersport wie Radfahren, Joggen, Schwimmen auf dem Programm stehen, um die natürlichen Entgiftungsmechanismen anzuregen.

TIPP: Gut versorgt
Eine abwechslungsreiche Mischkost mit frischen Zutaten, roh oder kurz gegart, versorgt Sie mit allen wichtigen Vitalstoffen. Sie wirken besser, wenn sie in ihrer natürlichen Form aufgenommen werden anstatt isoliert als Nahrungsergänzungsmittel.
Die einfache **Ernährungsformel** dazu: viel Gemüse, etwas Obst, Produkte aus Vollkorngetreide, Nüsse und Hülsenfrüchte, Fleisch und Fisch moderat, auf Fertigprodukte und Fast Food möglichst verzichten.

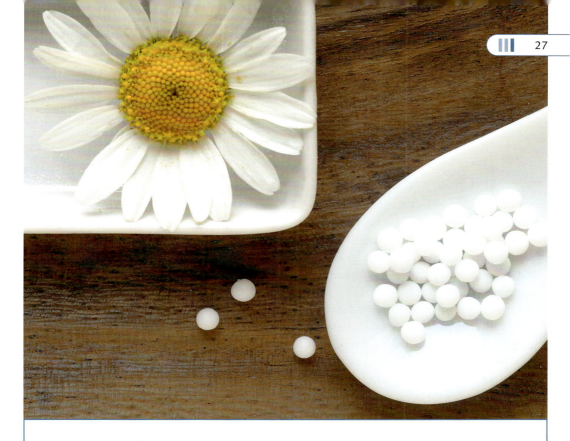

Ganzheitlich heilen mit Homöopathie

Durch gezielte Impulse regt die Homöopathie die Selbstheilungskräfte des Organismus an, damit er Beschwerden und Erkrankungen möglichst aus eigener Kraft bewältigt. Sie hilft dem Körper dabei, Blockaden zu lösen und die Organfunktionen zu stärken – so können Schadstoffe besser abgebaut und ausgeschieden werden. Deshalb ist die Homöopathie geradezu ideal zum Entschlacken und Ausleiten. Mithilfe des *3-Phasen-Konzepts* zum Aktivieren, Regulieren und Stabilisieren der Selbstheilungskräfte

(Seite 31) können Sie die Homöopathie auf einfache Weise selbst zum Entschlacken anwenden.

Die Entwicklung der Homöopathie

Vor mehr als 200 Jahren entwickelte der deutsche Arzt und Forscher Dr. Samuel Hahnemann (1755–1843) einen Gegenentwurf zur vorherrschenden Schulmedizin. Er kämpfte für eine Heilkunde, die den ganzen Menschen (und nicht nur ein Symptom) in den Mittelpunkt stellt – ein Problem, das leider auch heute unverändert besteht. Er formulierte dafür Grundsätze, auf denen die Homöopathie nach wie vor basiert.

Die Ähnlichkeitsregel

»Similia similibus curentur« – Ähnliches möge durch Ähnliches geheilt werden: Diese Regel ist das wichtigste Prinzip der Homöopathie. Samuel Hahnemann entwickelte sie, nachdem er jahrelang mit Arzneistoffen experimentiert hatte und einem scheinbaren Paradox auf die Spur gekommen war: Was einen gesunden Menschen krank macht, kann einen Kranken gesunden lassen.

Beim Einnehmen von Chinarinde, einem damals gängigen Malariamittel, stellte er fest, dass diese bei ihm malariaähnliche Symptome hervorrief, obwohl er gesund war. Die Beschwerden dauerten wenige Stunden an, traten aber wieder auf, wenn er erneut eine geringe Menge Chinarinde nahm.

Hahnemann forschte weiter und stellte beispielsweise fest, dass Tollkirsche, die neben anderen Symptomen Fieber verursacht, in niedriger Dosierung fiebersenkend wirkt.

Viele Versuche mit anderen Stoffen untermauerten Hahnemanns Leitgedanken zur Homöopathie (griechisch: homoios = ähnlich, pathos = Leiden): Beschwerden werden mit Arzneien reguliert, die dem auslösenden Reiz ähnlich sind.

Arzneimittelprüfung ist moderne Forschung

Die Natur bietet eine Fülle an Stoffen, aus denen sich Heilmittel entwickeln lassen: pflanzliche und tierische Substanzen (zum Beispiel Arnika oder Bienengift), Mineralien und Metalle (etwa

ALLOPATHIE
Samuel Hahnemann grenzte sich von der Schulmedizin ab und nannte diese Allopathie (griechisch: allos = anders, pathos = Leiden), weil sie in der Regel nach dem Gegensatzprinzip therapiert. So werden beispielsweise beruhigende Medikamente bei Nervosität und Stress gegeben, stopfende Arzneien bei Durchfall, fiebersenkende Mittel bei stark erhöhter Temperatur.

Kieselerde oder Kupfer) sowie Krankheitserreger und Körpersekrete (wie Candida albicans oder Muttermilch).
Damit ein Mittel nach der Ähnlichkeitsregel angewendet werden kann, muss es zuerst in seiner Wirkweise genau erforscht und dokumentiert werden. Das Prinzip dieser Forschung wurde von Hahnemann vorgegeben: Der Gesunde nimmt eine geringe Menge einer Substanz ein; je nach Reaktionsfähigkeit entwickeln sich daraufhin mehr oder minder starke Beschwerden. Diese Symptome werden systematisch protokolliert und spiegeln letztlich die Anwendungsmöglichkeiten des Naturstoffs wider. Arzneimittelprüfungen sind ein wesentlicher Bestandteil der Homöopathieforschung, auch heute noch. Zu den von Hahnemann gefundenen Mitteln sind inzwischen viele neue hinzugekommen (insgesamt sind es mehr als 2500); solche modernen Arzneien, beispielsweise Haplopappus oder Okoubaka, finden Sie auch in diesem Ratgeber.

Potenzieren – das Herzstück der Heilkraft

Bei seinen Arzneimittelprüfungen untersuchte Hahnemann auch verschiedene Dosierungen und entdeckte ein weiteres Prinzip: Um gesund zu werden, braucht man keine hohen Dosen. Im Gegenteil – eine Arznei wirkt umso besser, je geringer sie dosiert ist. Da Hahnemann auch selbst Arzneimittel herstellte, entwickelte er so das Verfahren des Potenzierens, bei dem arzneiliche Rohstoffe auf spezielle Weise verdünnt, verschüttelt und mit Heilenergie aufgeladen werden. Weil viele Naturstoffe giftig sind und nicht eingenommen werden dürfen, war mit dem Potenzieren ein weiteres Problem gelöst. Denn homöopathisch verarbeitete Substanzen verlieren ihre Giftwirkung und – wie man heute weiß – auch eventuelle allergene Eigenschaften. Manche Stoffe wiederum, die unverarbeitet keinerlei Arzneieffekt zeigen, haben in der potenzierten Aufbereitung große Wirkungen.

Von Hand verschüttelt und potenziert

Homöopathische Arzneimittel werden auch heute noch in Handarbeit hergestellt. Die Ausgangssubstanz wird mit einem Wasser-

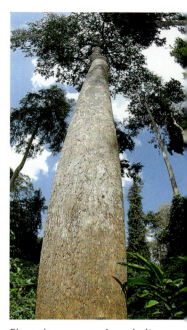

Eines der neueren Arzneimittel ist Okoubaka, gewonnen aus Astholz und Rinde des tropischen Urwaldbaumes Okoubaka aubrevillei. Es hat sich vor allem bei Magen-Darm-Beschwerden, Abwehrschwäche und nach Antibiotikabehandlungen bewährt.

QUALITÄT

Die Arzneimittel werden gemäß dem Homöopathischen Arzneibuch (HAB) hergestellt, wozu alle Hersteller gleichermaßen verpflichtet sind. Dies garantiert gleichbleibende Qualität und gesicherte Wirksamkeit. Diese Arzneimittel sind übrigens apotheken-, aber nicht rezeptpflichtig.

Alkohol-Gemisch verdünnt oder mit Milchzucker verrieben. Man mischt einen Tropfen der Ausgangslösung (Urtinktur) mit neun Tropfen Alkohol, anschließend wird die Lösung zehnmal verschüttelt. So erhält man die Potenz D1. Nimmt man davon wiederum einen Tropfen, mischt und verschüttelt ihn, ergibt das die Potenz D2. Um eine D6 zu erhalten, wird dieser Vorgang sechsmal wiederholt, bei D12 zwölfmal – und so weiter.

Aus einem Mischungsverhältnis von 1:10 entstehen die Dezimalpotenzen (D-Potenz), aus 1:100 die Centesimalpotenzen (C-Potenz), aus 1:50000 die LM-Potenzen (entsprechend den römischen Ziffern L für 50 und M für 1000).

Homöopathie wirkt

In der Homöopathie geht man davon aus, dass dieses Herstellungsverfahren eine Arznei immer stärker mit Heilenergie auflädt, sie also potenziert statt nur verdünnt. Je höher die Potenz, desto weniger Ausgangssubstanz ist enthalten, aber die Wirkung wird immer intensiver. Wie genau dieses »Aufladen«, das heißt die Übermittlung der Heilinformation, funktioniert, ist bislang und mit den heute zur Verfügung stehenden wissenschaftlichen Messmethoden noch nicht zu erklären. Was auch immer dieses homöopathische Rätsel ist, dem viele Wissenschaftler auf der Spur sind: Die »Antenne Mensch« ist offenbar in der Lage, die Reize aufzunehmen und zu verarbeiten.

Der Erfolg spricht für sich

Nicht nur die Erfahrung beweist, dass Homöopathie wirkt. Es gibt inzwischen eine Vielzahl an wissenschaftlichen Arbeiten und klinischen Studien, die dies belegen. Auch die Weltgesundheitsorganisation WHO bestätigt die Effekte der Heilmethode.

Die Homöopathie hat besonders in der Behandlung von Kindern einen hohen Stellenwert, und die dabei beobachteten Heilerfolge belegen eindeutig, dass es sich nicht einfach um Placebowirkungen handelt. Tiere lassen sich ebenfalls erfolgreich therapieren. Dies konnte erst kürzlich durch eine groß angelegte Homöopathiestudie in der Veterinärmedizin dokumentiert werden.

Das 3-Phasen-Konzept

Die Homöopathie ist optimal geeignet, um den Körper quasi »rundzuerneuern«, indem er von Schadstoffen und Krankheitsherden befreit wird. Durch die langjährige Erfahrung in meiner Praxis weiß ich, dass dies idealerweise in drei Phasen funktioniert: Im ersten Schritt wird der Körper allgemein angeregt, sich mit der Krankheit auseinanderzusetzen. Im zweiten Schritt – der wichtigsten Phase – werden Schadstoffe ausgeleitet, und die Ursachen der Beschwerden wird gezielt behandelt. In der dritten Phase schließlich werden Selbstheilungskräfte und Konstitution stabilisiert, damit es nicht zu einem Rückfall kommt.

Für all das braucht der Organismus Zeit: Gerade bei chronischen Beschwerden kann es dauern, bis die Gesundheit wieder ganz hergestellt ist – geben Sie Ihrem Körper mindestens drei, besser sechs Monate, um die Phasen zu durchlaufen.

Phase 1: Aktivieren

Mit einem Arzneimittel, das zur persönlichen Situation passt, wird die erlahmte Selbstregulation in Schwung gebracht und der Entschlackungsprozess in Gang gesetzt. Diese auch Reaktionswecker genannten Mittel sorgen dafür, dass der Körper sich um die Beschwerden kümmert, vor allem, wenn Sie schon versucht haben, diese mit chemischen Medikamenten in den Griff zu bekommen, oder wenn Sie mit den Folgen einer Impfung oder Operation kämpfen. Das Mittel greift, sobald Sie deutlich spüren, dass »sich etwas tut« und Sie sich wohler fühlen.

Phase 2: Regulieren

Die wirkliche Arbeit für den Organismus beginnt in der zweiten Phase, denn jetzt werden gezielt jene Probleme behandelt, die Ihr Wohlbefinden und die Gesundheit seit Langem be-

> **GU-ERFOLGSTIPP**
>
> **FINDEN SIE IHREN INDIVIDUELLEN EINSTIEG**
>
> Nicht jeder muss mit Phase 1 beginnen. Sie ist für Menschen wichtig, deren Selbstheilungskräfte besonders geschwächt sind – durch die langfristige Einnahme starker, allopathischer Medikamente, durch eine Impfung, durch eine sehr vitalstoffarme Ernährung oder durch Störfelder wie Amalgamfüllungen oder Narben.
> Wenn dies nicht auf Sie zutrifft und Sie Ihre immer wiederkehrenden Beschwerden bisher erfolglos mit anderen Naturheilmitteln oder gar nicht behandelt haben, dann sind Ihre Selbstheilungskräfte erfahrungsgemäß kaum blockiert. Sie können gleich bei Phase 2 einsteigen und die eigentlichen Beschwerden behandeln.

> **GU-ERFOLGSTIPP**
>
> **FRÜHJAHRSKUR**
>
> Machen Sie immer mal wieder eine homöopathisch unterstützte Entschlackungskur, wie sie im beiliegenden Folder angeleitet wird. Durch eine Kombination von Homöopathie, Bewegung und Ernährungstipps verleiht sie mental und körperlich neue Energie und kurbelt allgemein die Selbstheilungskräfte an.

einträchtigen. Belastete Organe sollen mobilisiert und Störfelder aufgelöst werden. Hartnäckige Entzündungen können nun behandelt und Stoffwechselschlacken ausgeleitet werden. Wichtig sind auch beeinträchtigte Stoffwechselfunktionen – gerade sie können die Heilungsreaktion nachhaltig behindern. Beschwerden, die immer wieder aufflackern, also eine »Schwachstelle« des Organismus sind, sind hier die Wegweiser zum richtigen Mittel.

Phase 3: Stabilisieren

Jetzt, nachdem richtig »sauber gemacht« ist, sollen sich die endlich abgeklungenen Beschwerden natürlich nicht erneut einschleichen – sei es die Entzündung, der lahmende Stoffwechsel oder das damit verbundene Unwohlsein. Diese von Mensch zu Mensch sehr unterschiedliche Neigung wird als »individuelle Krankheitsbereitschaft« bezeichnet. Die Stabilisierungsphase hilft dabei, diese Bereitschaft möglichst auszuschalten und die Selbstregulation auf Dauer zu stärken.

Die Selbstbehandlung

Die Homöopathie bietet sanfte Hilfe, ist einfach zu handhaben und eignet sich deshalb hervorragend für die Selbstbehandlung. Damit sie optimal wirkt, sollten Sie einige Hinweise beachten.

Das passende Mittel finden

Homöopathische Mittel werden immer passend zu den individuellen Beschwerden ausgewählt. Deshalb ist es entscheidend für den Behandlungserfolg, die Beschwerden sorgfältig zu beobachten und sie richtig einzuschätzen. Darin steckt ein großes Maß an Selbstverantwortung. Um das richtige Mittel zu finden, sollten Sie das Gespür für Ihren Körper schärfen und die Beschwerden – auch im Laufe der Behandlung – genau analysieren:

> Wann treten sie auf (vor allem morgens, abends)?
> Wie äußern sie sich genau (mit oder ohne Übelkeit, Hitzegefühl), was bringt Linderung (Ruhe, Dunkelheit)?
> Was schadet eher? – Und vor allem:
> Welches Problem dominiert, ist also das »Leitsymptom«?

Je mehr Informationen Sie sammeln, desto leichter ist es, die Arznei zu finden, die möglichst deckungsgleich zum Krankheitsbild passt. Ein Grund, weshalb die Mittelbeschreibungen im Behandlungsteil sehr detailliert sind.

Homöopathische Mittel richtig einnehmen

> Nehmen Sie Ihr Mittel etwa eine halbe Stunde vor oder nach dem Essen.
> Lassen Sie die Arznei langsam im Mund zergehen, damit sie über die Mundschleimhaut in den Körper aufgenommen wird. Tropfen können Sie auch auf einem Plastiklöffel mit etwas Wasser einnehmen.
> Vermeiden Sie die gleichzeitige Anwendung von ätherischen Ölen, vor allem von Kampfer und Menthol, die zum Beispiel in Mundwässern, Zahncremes oder Pastillen enthalten sind. Auch Koffeinhaltiges sollte nicht gleichzeitig getrunken werden. Und bewahren Sie die Mittel möglichst nicht in der Nähe vom PC oder der Mikrowelle auf – die Strahlung solcher Geräte kann die Wirkung eines Mittels beeinträchtigen oder sogar verhindern, dass der feine Impuls des homöopathischen Mittels bei der »Antenne Mensch« ankommt.

Dosierung und Dauer

Bei jedem Mittel finden Sie einen Hinweis zur Einnahmehäufigkeit und -dauer. Bedenken Sie bitte, dass bei vielen der Beschwerden, die in diesem Ratgeber beschrieben sind, keine Sofortwirkung zu erwarten ist (Seite 31).
> Grundsätzlich gilt: Sobald Sie eine Besserung spüren, reduzieren Sie die Einnahmehäufigkeit um die Hälfte. Nehmen Sie Ihr Mittel also nur noch 1- bis 2-mal täglich ein – gemäß dem Schema auf Seite 34 oder so lange, wie es bei der Arznei angegeben ist.

GLOBULI & CO.

Globuli: Streukügelchen auf Rohrzuckerbasis, mit Dilution (siehe unten) beträufelt; gebräuchlichste Form, auch für Diabetiker geeignet.
Tabletten: in Laktose (Milchzucker) verrieben und danach zur Tablette gepresst.
Dilutionen: alkoholische Tropfen.
Salben: Vaseline und Wollwachse mit eingearbeiteten Arzneistoffen; zur unterstützenden Behandlung bei Hauterkrankungen.
> Sollte die gewünschte oder empfohlene Darreichungsform in Ihrer Apotheke nicht vorrätig sein, ist das kein Problem. Rechnen Sie einfach wie folgt um: 1 Gabe = 5 Globuli oder 1 Tablette oder 5 Tropfen.
> **Für Kinder gilt:** 1 Gabe = 3 Globuli oder ½ Tablette (besser keine Tropfen, da diese Alkohol enthalten).

TIPP: Eins nach dem anderen …

Sie haben viele verschiedene Beschwerden und würden am liebsten alle gleichzeitig mit mehreren Mitteln behandeln? Grundsätzlich ist es besser, *ein* Mittel zu nehmen und gezielt *ein* Beschwerdenfeld zu behandeln. Gewichten Sie nach Leidensdruck: Was belastet Sie am stärksten? Und behandeln Sie eine Beschwerde nach der anderen. Ausnahmen sind akute Beschwerden wie Kopfschmerzen – dann kann man zwei Mittel im Wechsel nehmen.

Das 3-Wochen-Schema

Sofern Sie keine anderen Angaben zur Einnahmedauer bei Ihrem Mittel finden, gehen Sie wie folgt vor:

> Nehmen Sie die Arznei drei Wochen lang ein; wenn die Beschwerden zwar besser, aber noch nicht verschwunden sind, machen Sie eine Woche Pause und nehmen das Mittel erneut drei Wochen lang ein.

Die Pause ist notwendig, damit der Körper nicht überstimuliert wird, denn die Dauereinnahme einer Arznei kann die für sie typischen Krankheitssymptome möglicherweise verstärken.

Ausnahme: die Erstverschlimmerung

Mittel in den Potenzen D3, D6 und D12 – wie sie in diesem Ratgeber empfohlen werden – rufen nur selten eine sogenannte Erstverschlimmerung (auch Erstreaktion genannt) hervor, allerdings kann sie bei der Behandlung chronischer Erkrankungen öfter auftreten. Die Beschwerden sind dann nach einigen Tagen deutlich stärker spürbar. Grundsätzlich ist die Erstverschlimmerung ein Zeichen dafür, dass das richtige Mittel gefunden wurde, weil der Organismus auf die Impulse reagiert.

> Nach ein paar Stunden sollten die Beschwerden allerdings verschwinden. Tun sie das nicht, dann setzen Sie Ihr Mittel für einige Tage ab, bis die Beschwerden wieder nachlassen.

> Nehmen Sie dasselbe Mittel danach erneut ein, jedoch nur 1- bis 2-mal täglich (so werden die Impulse seltener gesetzt, der Körper wird damit besser fertig).

> Verschlechtern sich die Symptome bei der erneuten Einnahme jedoch wieder, sollten Sie einen homöopathischen Therapeuten um Rat fragen.

Therapiebegleitende Anwendung

Homöopathische Mittel lassen sich gut begleitend zu anderen Therapien anwenden – ob schulmedizinische oder alternative Methoden wie die Akupunktur. Wechselwirkungen mit anderen Medikamenten sind mit Homöopathika in den Potenzen, die in diesem Buch empfohlen werden, nicht bekannt.

So können Sie die Ausleitung unterstützen

Viele therapeutische Maßnahmen können die Ausscheidung und Entgiftung von abgelagerten Schlacken anregen. Die folgenden Methoden harmonieren gut mit einer homöopathischen Ausleitungstherapie, weil sie dem Körper auch allgemein guttun und die Selbstheilungskräfte auf ihre Weise stärken.

> **Hydrotherapie und kneippsche Verfahren:** Wickel, Guss, Bad oder Waschung – Wasseranwendungen fördern die Entschlackung und werden nicht umsonst als »aus- und ableitende Heilverfahren« bezeichnet. Eine 20-minütige warme Dauerbrause beispielsweise weitet die Blutgefäße, mobilisiert Schadstoffe, und die inneren Organe wie Lunge und Herz arbeiten stärker.

> **Massagen:** Ob Chakra-Massage, Shiatsu-Druckpunktmassage oder klassische Behandlung – mit ihrer Hilfe werden energetische und muskuläre Verspannungen aufgespürt und aufgelöst, das Gewebe wird insgesamt entspannt, besser durchblutet und dadurch entschlackt. Vor allem Ganzkörpermassagen, wie man sie etwa im Ayurveda anwendet, mobilisieren durch Schlacken und Ablagerungen verhärtetes Bindegewebe. Spezielle Öle wie Sesamöl unterstützen die Entgiftungsarbeit, indem sie fettlösliche Gifte aus dem Körper ziehen.

> **Akupunktur** ist eine Methode der Traditionellen Chinesischen Medizin (TCM), bei der durch kleine Reize an genau festgelegten Punkten die Selbstheilungskräfte mobilisiert und Störungen beseitigt werden sollen. In der Regel wird mit feinen Nadeln akupunktiert. Möglich ist immer häufiger auch die völlig schmerzfreie Behandlung mit speziellen Lasern.

> Die **Pflanzenheilkunde** ist in sämtlichen Kulturen ein wesentlicher Bestandteil der Medizin. Vor allem leichte Beschwerden können mithilfe pflanzlicher Wirkstoffe behandelt werden – in Form von frischen Pflanzen oder Zubereitungen wie Tinkturen, Essenzen, Auszügen, Tees, Inhalationen oder Bädern. Die häufig wissenschaftlich nachgewiesene Wirkung der Pflanzen basiert auf ihrer komplexen Zusammensetzung aus verschiedenen Wirkstoffen wie ätherischen Ölen, Gerb- und Mineralstoffen, Spurenelementen und Vitaminen.

> **Sauna:** Regelmäßige Schwitzkuren sind ideale »Entgifter«, weil Schlacken und Schadstoffe direkt über den Schweiß abtransportiert werden. Je öfter, desto besser der ausleitende Effekt.

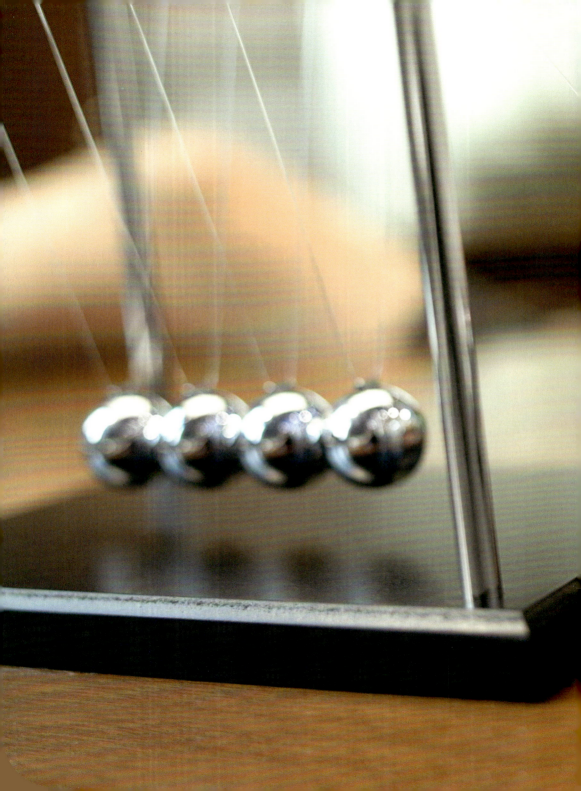

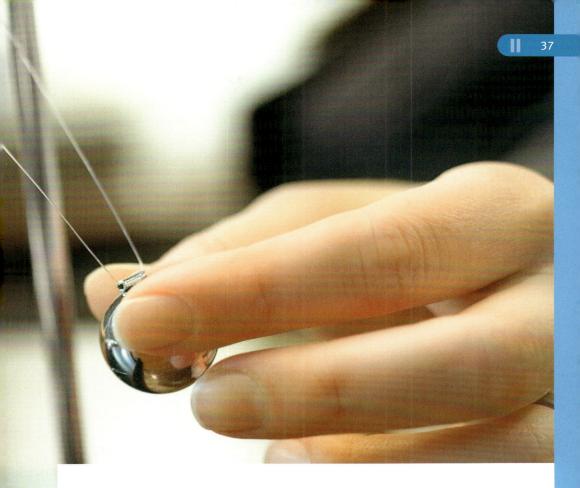

PHASE 1: AKTIVIEREN

Schlacken und Schadstoffe blockieren die körpereigenen Regulationssysteme. Mit der Phase 1 können sie aktiviert und ihre Ausleitung in Gang gebracht werden.

Körperliche Ursachen und Beschwerden 38
Seelische Ursachen und Beschwerden 48

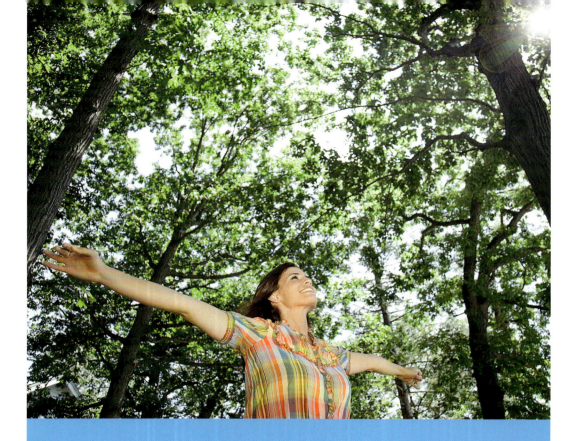

Körperliche Ursachen und Beschwerden

Die blockierte Selbstheilung anzuregen ist das Ziel von Phase 1, damit in den weiteren Schritten konkrete Beschwerden gelöst und die wiedererlangte Gesundheit gefestigt werden kann. Besonders hilfreich ist Phase 1, wenn Sie bereits seit einiger Zeit chemische Medikamente einnehmen. Diese führen häufig zu Funktionseinschränkungen des Stoffwechsels und behindern die Regulationsfähigkeit – der Organismus kann sich also um die eigentlichen Beschwerden nicht mit voller Kraft kümmern. Auch wenn Sie gesundheitliche Probleme haben, die mit einer Impfung, Operation oder einem Unfall zusammenhängen, sollten Sie mit Phase 1 starten, damit das homöopathische Reaktionsmittel die Regulation auf Touren bringt. Wer sich bislang ausschließlich oder überwiegend mit Naturheilverfahren behandelt hat, kann gleich mit Phase 2 beginnen, also gezielt sein Störfeld angehen.

Für alle anderen gilt: Überlegen Sie zunächst, mit welchen allopathischen Arzneimitteln oder Maßnahmen Sie (beziehungsweise Ihr Kind) in der letzten Zeit behandelt wurden und welche Beschwerden im Vordergrund stehen. Die Tabelle auf Seite 40 gibt Ihnen dazu einige Anhaltspunkte und kann zur Vorauswahl geeigneter homöopathischer Mittel dienen. Um dann die Arznei zu finden, die Ihre regulative Energie am besten anregt, lesen Sie bitte auch die Beschreibungen der »Reaktionswecker« (ab Seite 41).

Beobachten Sie die Wirkung

Das Ausmaß der Aktivierung kann sehr unterschiedlich sein, da es abhängig ist von der Art und Dauer Ihrer bisherigen Behandlung – und auch davon, wie sich Ihr Körper aktivieren und entschlacken lässt. In den meisten Fällen bemerken Sie nach einer Weile an Ihrem Allgemeinbefinden oder an Ihrer Leistungsfähigkeit, »dass sich etwas tut«, ohne dieses Empfinden konkretisieren zu können. Dann wird es Zeit, zu Phase 2 überzugehen.

Selten kann es vorkommen, dass Sie keinerlei Veränderung bemerken, die Selbstheilung aber trotzdem aktiviert wird. Nehmen Sie Ihr Phase-1-Mittel zunächst weiter ein. Zeigt sich allerdings nach 2 bis 3 Monaten noch immer keine Wirkung, sollten Sie Ihre Leitsymptome und die vermutete Ursache überprüfen.

Im Gegensatz zur allopathischen Therapie, in der Symptome behandelt werden und daher häufig rasche Erfolge möglich sind, ist die homöopathische Entschlackung langwieriger – aber auch nachhaltiger. Schließlich wird der gesamte Organismus sanft »umgekrempelt« und auf Gesundheit gepolt. Gerade bei chronischen Prozessen dauert es lange, bis sich die Beschwerden allmählich wieder abbauen, teilweise kann sich das über Monate hinziehen. Aber Sie werden sehen: Geduld lohnt sich!

WICHTIG: EINNAHME UND DOSIERUNG

> Wie Sie Ihr Mittel finden, richtig einnehmen und dosieren, steht auf Seite 32 bis 34 und bei den einzelnen Mitteln.

> Sollten sich Ihre Beschwerden nach Einnahme des Homöopathikums anfänglich leicht verstärken, lesen Sie bitte die Hinweise zur Erstverschlimmerung auf Seite 34.

TIPP: Medikamente
Sie wissen nicht mehr genau, was Ihnen verordnet wurde? Wollen mehr wissen über die Wirkstoffe Ihrer allopathischen Medikamente? Eine Rückfrage in Ihrer Apotheke kann sicherlich helfen zu klären, was Sie eingenommen haben und zu welchem Zweck.

Von der Ursache zum Mittel

Was war? Ihre jetzige Behandlung, sonstige Ursachen	Was tun? Ihr Hauptmittel für Phase 1
Längerfristige Behandlung mit Cortisonpräparaten	Sulfur D12 (Seite 41)
Häufige oder längerfristige Einnahme chemischer Medikamente, Schwermetallbelastung (Amalgam)	Nux vomica D6 (Seite 41)
Häufige Behandlung mit chemischen Schmerzmitteln und fiebersenkenden Medikamenten	Magnesium fluoratum D12 (Seite 42)
Behandlung mit Antibiotika	Okoubaka D3 (Seite 42)
Allopathische Therapie (»Grippemittel«) wegen Virusinfekten	Gelsemium D6 (Seite 43)
Chemische Medikamente wegen Infekten und Allergien an den Atemwegen und im Magen	Acidum formicicum D12 (Seite 43)
Chemische Medikamente wegen Nahrungsmittelallergien und Darmentzündung	Cuprum metallicum D12 (Seite 45)
Chemische Medikamente wegen Allergien; Immunreaktionen auf Umweltgifte und Impfungen	Propolis D12 (Seite 45)
Folgen einer Grippe- oder HPV-Impfung, Impffolgen bei Kindern	Thuja D12 (Seite 46)
Impfreaktion an der Haut mit Ausschlag und Ekzem	Silicea D12 (Seite 46)
Narbenbildung	Staphisagria D12 (Seite 47)
Folgen eines Unfalls oder einer Operation	Arnica D12 (Seite 47)

Individuelle Reaktionswecker

Sulfur D12

Der Zustand Ihrer Haut war schon immer ein Thema für Sie: Unreinheiten, Ausschlag, starker Juckreiz, unangenehmes Schwitzen. Bisher wurden Sie mit allerlei Salben und Cremes behandelt, die meist Cortison oder vergleichbare Stoffe enthielten. Oder Sie mussten über längere Zeit Cortison in Form von Tabletten oder zur Inhalation anwenden.

> Dosierung: 1- bis 2-mal täglich 5 Globuli, etwa 10 bis 14 Tage lang. Sollten sich die Hautbeschwerden oder das Schwitzen verstärken, setzen Sie das Mittel sofort ab; sind diese Beschwerden abgeklungen, nehmen Sie es erneut 10 bis 14 Tage lang ein.

Übrigens: Sulfur ist ein intensiv wirkendes Mittel, das nicht nur die Ausscheidung über die Haut aktiviert. Ebenso regt es das Stoffwechselgeschehen nachhaltig an, beeinflusst das Lymphsystem, den Darm sowie die Leberleistung.

Nux vomica D6

Wegen unterschiedlichster Beschwerden nehmen Sie seit Längerem allopathische Arzneimittel. Sie wurden schon mehrfach darauf hingewiesen, dass deren Einnahme beziehungsweise Anwendung längerfristig nicht sinnvoll sei, da sie Leber und Nieren belasten. Dennoch können Sie die Mittel nicht einfach absetzen. Etwa wegen der Schmerzen oder wegen der anhaltenden Schwellung der Nasenschleimhäute (denn ohne abschwellende Nasentropfen bekommen Sie einfach keine Luft).

Nux vomica hilft dem Organismus und seinen Selbstheilungskräften, die chemischen Schlacken zu entsorgen – sowohl von allopathischen Arzneimitteln als auch von Reizmitteln wie Alkohol, Nikotin oder vergleichbaren »Suchtmitteln«. Deshalb ist Nux vomica auch zur Entgiftung nach einer Narkose geeignet, bei Krebspatienten während und nach einer Chemotherapie. Wenn Amalgamfüllungen vom Zahnarzt entfernt werden, kann Nux vomica ebenfalls eingenommen werden, um die Ausleitung zu unterstützen (siehe aber auch Propolis, Seite 45).

TIPP: Heiltee bei unreiner Haut

Unreinheiten und Ausschläge benötigen besondere Pflege. Dieser Heiltee hilft, die Haut zu stärken: Lassen Sie 2 TL Klettenwurzel und 2 TL Löwenzahnwurzel (aus der Apotheke) zugedeckt rund 20 Minuten in 750 ml Wasser köcheln. Vom Herd nehmen und 2 TL getrocknete Kleeblüten zugeben, 10 Minuten ziehen lassen. Abseihen und täglich bis zu 3 Tassen trinken. Die Inhaltsstoffe unterstützen die Nieren-, Leber- und Darmfunktion und verbessern die Hautstruktur.

Vergleichen Sie bitte auch die Beschreibung von Nux vomica unter »Seelische Ursachen und Beschwerden« (Seite 51).
› Dosierung: 3-mal täglich 5 Globuli (siehe Seite 33/34). Die Einnahmedauer ist individuell. Je länger Sie schon allopathische Mittel einnehmen, desto langfristiger sollten Sie Nux vomica anwenden. Das kann im 3-Wochen-Schema über 2 bis 3 Monate gehen – letztlich bis Sie das Gefühl haben, dass es besser wird.

Magnesium fluoratum D12

Sie hatten schon wieder einen Infekt und waren erkältet. Und wie bisher hatten Sie sich aus der Apotheke ein Grippemittel geholt, weil Sie rasch wieder fit sein wollten. Zum wiederholten Mal mussten Sie feststellen, dass sich die Genesung in die Länge zog: Sie fühlten sich danach zwar nicht mehr wirklich krank, aber richtig gesund auch nicht, schon gar nicht leistungsfähig. Sie sind rasch erschöpft, und die geringste Anstrengung löst Schweißausbrüche aus. Auch der anhaltende Husten, der sich nicht bessern will, belastet Sie. Ihr Arzt sagte Ihnen bereits mehrfach, dass es dauern werde, bis die Beschwerden abklingen.

Magnesium fluoratum aktiviert die Ausscheidung von restlichen Giftstoffen, wenn sich nach der Einnahme von Grippe- und Schmerzmitteln sowie fiebersenkenden Arzneien wiederholt die Genesung verzögert.

› Dosierung: 2-mal täglich 5 Globuli (siehe Seite 33/34).

Okoubaka D3

Ihre Infekte werden jedes Mal mit Antibiotika behandelt, gleichgültig, wo sich die Erkältung oder sonstige Infekte festsetzen. Sie kennen das schon. In der Folge haben Sie häufig Magen-Darm-Probleme mit Aufstoßen, Blähungen und Völlegefühl. Die Darmausscheidung ist zeitweise weich bis durchfallartig, manchmal können Sie auch tagelang nicht auf die Toilette. Was Ihnen besonders auffällt: Ihre Zunge hat oft einen starken Belag, der gelblich-weiß ist. Auch der pappige Geschmack im Mund stört.

Als Frau empfinden Sie es als unangenehm bis peinlich: Immer nach der Antibiotikaeinnahme hatten Sie Probleme mit einem

WICHTIG BEI ANTIBIOTIKA
Okoubaka bewährt sich vor allem auch in der Kinderheilkunde. Geben Sie also nicht nur sich selbst, sondern auch Ihrem Nachwuchs – ob Säugling oder Schulkind – während und nach jeder Antibiotikabehandlung das Mittel wie hier beschrieben.

Scheidenpilz, der sich als sehr hartnäckig erwies, mit Juckreiz und Ausfluss verbunden war und das Intimleben beeinträchtigte.
Okoubaka aktiviert die Ausscheidung chemischer Substanzen, insbesondere von Antibiotika. Die Entgiftung erfolgt über den Darm. Das Mittel hilft zusätzlich, die Darmflora wieder aufzubauen.
› Dosierung: 3-mal täglich 5 Globuli, über längere Zeit – je nach Beschwerden 2 bis 3 Monate lang (siehe Seite 33/34).

Gelsemium D6

Trotz der Behandlung sind Sie seit der letzten Erkältung wie gelähmt, Sie kommen einfach nicht richtig auf die Beine. Schon morgens nach dem Frühstück könnten Sie sich gleich wieder hinlegen, so müde fühlen Sie sich. Sie sind schlapp und haben keinerlei Energie. Selbst die leichteste Tätigkeit bringt Sie rasch ins Schwitzen, und das innere Zittern verstärkt sich.
Oder Sie sind wegen einer Gesichtslähmung (Wangen, Augenlid) beim Arzt gewesen. Er hat Ihnen nach gründlicher Untersuchung mitgeteilt, die Lähmung sei eine Folge des inzwischen abgeklungenen Virusinfekts. Unabhängig von den vom Arzt verordneten Medikamenten können Sie zusätzlich Gelsemium einnehmen – es hilft, die Beschwerden auszuheilen.
Vergleichen Sie bitte auch die Beschreibung von Gelsemium unter »Seelische Ursachen und Beschwerden« (Seite 50).
› Dosierung: 3-mal täglich 5 Globuli (siehe Seite 33/34).

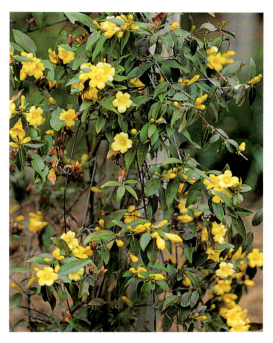

Gelber Jasmin (Gelsemium sempervirens) kommt ursprünglich aus Mittelamerika. In der Homöopathie verwendet man nicht die duftenden Blüten, sondern den Wurzelstock. Gelsemium ist ein bewährtes Mittel zur Ausleitung von Virusinfekten.

Acidum formicicum D12

Sie sind wegen anhaltender Probleme mit der Atmung oder wegen Ihrer Magen-Darm-Beschwerden seit Längerem in ärztlicher Behandlung. Auslöser können Infekte und Entzündungen sowie Allergien beziehungsweise Unverträglichkeitsreaktionen sein.

Sie haben ständig Erkältungen, die sich vor allem auf die Bronchien schlagen. Die Folge sind Niesen und Fließschnupfen, außerdem bekommen Sie besonders schlecht Luft. Manchmal kommt beim Husten überhaupt kein Schleim und dann wieder sehr viel. Deshalb nehmen Sie auch Asthmasprays.

Magenprobleme äußern sich in einem Druckgefühl im Oberbauch, mit brennenden Schmerzen und Übelkeit. Unangenehm sind die Blähungen, die morgendlichen Bauchschmerzen mit Durchfall, der dann wieder mit Verstopfung wechselt. Wegen Befalls mit dem Magenkeim Helicobacter pylori haben Sie bereits ein- oder mehrmals Medikamente erhalten.

Acidum formicicum ist ein wichtiges Entgiftungsmittel, wenn die Schleimhäute der Atemwege oder des Magen-Darm-Trakts anfällig für Allergien und Infekte sind und Sie deshalb mit allopathischen Medikamenten behandelt werden. Das Mittel bewährt sich auch bei – vor allem allergisch bedingten – Hauterkrankungen. Lesen Sie bitte auch die Mittel Sulfur (Seite 41) und Cuprum metallicum (Seite 45) sowie die Auswahlhilfe im Kasten unten.

> Dosierung: 3-mal täglich 5 Globuli (siehe Seite 33/34).

GU-ERFOLGSTIPP   ÄHNLICHE MITTEL UNTERSCHEIDEN

Manche Mittelbeschreibungen wirken auf den ersten Blick recht ähnlich. Die folgenden Hinweise sollen Ihnen helfen, diese Arzneien besser zu unterscheiden:

> **Sulfur** gilt als der stärkste Reaktionswecker und ist ein wichtiges Mittel bei Hautbeschwerden. Es ist besonders hilfreich, wenn Sie über längere Zeit Cortisonpräparate nehmen mussten, auch zur äußerlichen Behandlung.

> **Acidum formicicum** ist angezeigt, wenn Sie mit Atemwegsinfekten und/oder allergischen Atemwegserkrankungen zu tun haben, die sich auch an der Haut zeigen können.

> Das Mittel **Cuprum metallicum** ist ideal, wenn sich Nahrungsmittelunverträglichkeiten/Allergien am Darm mit Durchfällen und mit Hautausschlag zeigen.

> **Propolis** ist eine sehr breit einsetzbare Arznei, vor allem bei den anhaltenden Folgen von Virusinfekten, Umweltgiften sowie nach Impfungen, die nicht vertragen werden.

> Die Arznei **Nux vomica** wird als Reaktionswecker immer dann eingesetzt, wenn sich Beschwerden (Nebenwirkungen) wegen der häufigen oder ständigen Einnahme chemisch-synthetischer Medikamente zeigen.

Cuprum metallicum D12

Vielleicht kennen Sie die Aussage, wonach eine Krankheit erst dann heilen kann, wenn sie zuvor »richtig ausgebrochen« ist. Und eventuell spüren Sie selbst, dass die Beschwerden »wie unterdrückt« sind: Der Hautausschlag ist zwar mit Salben und Cremes nahezu verschwunden. Aber seither haben Sie – wie früher schon mal – Probleme mit der Atmung. Sie leiden unter Hustenanfällen mit zähem Schleim. Oder Sie stellen fest, dass Ihre Verdauung zu schnell arbeitet, denn Sie reagieren seit der Hautbehandlung immer wieder mit krampfartigen Bauchschmerzen und Durchfall, oft auch mit Übelkeit und Erbrechen. Ursache all dieser Beschwerden kann eine Nahrungsmittelunverträglichkeit oder eine entzündliche Darmerkrankung sein.

Cuprum metallicum ist ein bewährtes Mittel bei Allergien, wenn diese sich an den Atemwegen, dem Darm oder der Haut bemerkbar machen. Das Besondere dabei ist, dass die jeweiligen Beschwerden im Wechsel auftreten können – während das eine Leiden abklingt, kommt das andere wieder.

Lesen Sie bitte auch die Mittel Acidum formicicum (Seite 43) und Sulfur (Seite 41) sowie die Auswahlhilfe (Kasten Seite 44).
> Dosierung: 2-mal täglich 5 Globuli (siehe Seite 33/34), je nach Beschwerden 2 bis 3 Monate lang.

Propolis D12

Seit Längerem schon spüren Sie fast instinktiv, dass irgendetwas nicht in Ordnung ist. Ihnen fällt auf, dass Sie seit einiger Zeit ständig kränkeln, mal mit Herpes zu tun haben oder mit einem unerklärlichen Hautausschlag, der furchtbar juckt. Dann wieder fließt die Nase, und die tränenden Augen jucken wie bei einem Heuschnupfen. Im täglichen Leben fühlen Sie sich einfach nicht voll einsatz- und leistungsfähig; auch Ihre Stimmungslage ist häufig sehr wechselnd, was Sie sich nicht richtig erklären können. Manchmal fühlen Sie sich extrem müde und abgeschlagen, dann wieder förmlich wie aufgedreht, als stünden Sie unter Strom. Wenn bei der medizinischen Untersuchung Hinweise auf eine Schwermetallbelastung oder eine Belastung mit Umweltgiften ge-

TIPP: Ringelblume bei Herpes
Die Ringelblume (Calendula) wirkt gegen Viren und fördert das Abheilen bei Herpes: 2 EL getrocknete Ringelblumen mit 250 ml kochendem Wasser übergießen, 20 Minuten zugedeckt ziehen lassen, abseihen. Einen Wattebausch mit dem Sud tränken und die Bläschen mehrmals täglich damit betupfen.

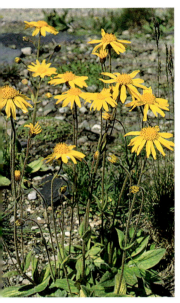

Arnica ist ein bewährtes Mittel bei Verletzungen und nach einem Schlaganfall (Seite 47). Es wird aus den Wurzeln der Arnica montana (Bergwohlverleih) hergestellt, einem gelben Korbblütler, der im Gebirge bis auf einer Höhe von rund 2500 Metern wächst.

funden wurden, können Sie bei den geschilderten Beschwerden Propolis nehmen. Propolis dient im 3-Phasen-Konzept zur Aktivierung des Immunsystems. Weitere Ursachen für anhaltende Beschwerden können Virusinfekte sein sowie eine Schutzimpfung (zum Beispiel Reiseimpfungen, etwa gegen Hepatitis und Gelbfieber, oder eine Malariaprophylaxe). Lesen Sie dazu bitte auch die beiden folgenden Mittel.

> Dosierung: 2-mal täglich 5 Globuli (siehe Seite 33/34).

Thuja D12

Sie mussten erneut feststellen, dass Ihr Kind oder Sie nach einer Impfung mit erhöhter Temperatur und einer leichten Erkältung reagieren. Die Nase läuft, und der Husten ist deutlich hörbar. Erst allmählich klingen die Beschwerden wieder ab.

Thuja ist auch ein Klassiker, wenn sich infolge einer Grippeimpfung ein leichter Infekt entwickelt. Dieser kann mit Schniefen und Niesen einhergehen und sich wochenlang hinziehen.

Nach einer HPV-Impfung tritt vermehrt unangenehmer Ausfluss auf, was Sie in letzter Zeit mehrfach zum Frauenarzt führte.

Auch eine allgemeine Neigung zu Infekten der Atemwege, Harnwege und des Genitalbereichs weist auf Thuja hin.

Wenn mögliche Impfreaktionen mit einer Verhaltensauffälligkeit einhergehen, lesen Sie bitte auch Zincum metallicum (Seite 50).

> Dosierung: 2-mal täglich 5 Globuli (siehe Seite 33/34), wenigstens 2 Monate lang.

Silicea D12

Sie haben es an sich beobachtet, oder aber Ihre Eltern haben Ihnen davon erzählt, dass sich nach einer Impfung stets Ihr Hautbild veränderte. Eine oder mehrere Hautstellen wurden deutlich trockener und schuppten, es entwickelte sich eine Rötung mit derart starkem Juckreiz, dass Sie die Haut regelrecht aufgekratzt haben. Ihr Arzt sprach von einem Ekzem.

Möglicherweise mussten Sie auch feststellen, dass Sie nach der Impfung in letzter Zeit sehr anfällig auf Kälte und Nässe reagieren: oft mit Fließschnupfen und anhaltendem Husten.

Silicea wird in der Homöopathie eingesetzt, wenn Beschwerden an der Haut und den Schleimhäuten in einem zeitlichen Zusammenhang mit einer Impfung aufgetreten sind.
> Dosierung: 2-mal täglich 5 Globuli (siehe Seite 33/34), mindestens 3 Monate lang.

Staphisagria D12

Schnittverletzungen sind der entscheidende Hinweis auf dieses Mittel, egal ob es sich um einen Ritz durch eine Glasscherbe handelt, den Schnitt mit einem Messer oder um eine Operation. Staphisagria verhilft Ihnen zu einer optimalen Narbenheilung. Auch nach einem Kaiser- oder Dammschnitt ist das Mittel wichtig. (Mehr über Staphisagria finden Sie auf Seite 53.)
Unabhängig von ihrer Anzahl und Größe können Narben Störfelder sein. Selbst wenn sie keine Beschwerden verursachen, sollten deshalb (auch alte) Narben und jede Schnittverletzung unbedingt behandelt werden.
> Dosierung: 2-mal täglich 5 Globuli (siehe Seite 33/34), wenigstens 2 Monate lang.

Arnica D12

Sie haben eine körperliche Verletzung durch einen Unfall oder eine Operation. Dieser Vorfall liegt zwar schon einige Zeit zurück, dennoch leiden Sie seither an Schmerzen im Verletzungsbereich, obwohl dieser längst abgeheilt ist, oder an häufigen Kopfschmerzen. Möglicherweise ist auch Ihre Bewegungsfähigkeit eingeschränkt. Auch emotional leiden Sie bis heute unter den Folgen. Man hat Ihnen gesagt, dass Sie das Erlebte noch nicht verarbeitet hätten. Mit einem Wort: Der Unfall, das ganze Ereignis, hat aus Ihnen einen »anderen Menschen« gemacht.
Arnica ist auch eine wichtige Arznei für die körperlichen und seelischen Folgen nach einem Schlaganfall – es kann die Rehabilitation wirksam unterstützen. Sie können es ohne Bedenken zusätzlich zu den vom Arzt verordneten Medikamenten nehmen.
> Dosierung: 2-mal täglich 5 Globuli (siehe Seite 33/34), mindestens 2 Monate lang.

TIPP: Johanniskraut gegen Narben
Eine bewährte Maßnahme zur äußerlichen Behandlung von Narben ist Johanniskrautöl (Rotöl). Betupfen Sie einmal täglich – beispielsweise nach dem Duschen – die Narben damit. Diese Pflege unterstützt das kosmetische Ergebnis und beugt, zumal bei größeren Narben, einer Narbenschrumpfung vor.

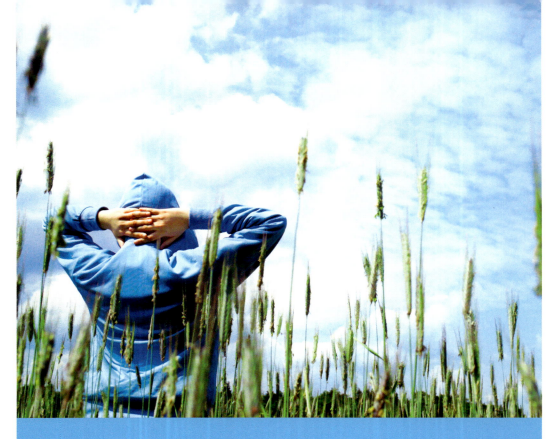

Seelische Ursachen und Beschwerden

Seelische Beschwerden sind meist die Folge eines Ereignisses, das den Menschen zutiefst berührt hat. Das kann so erfreulich sein, dass man vor Freude fast durchdreht und regelrecht »high« ist. Oder es hat sich etwas Problematisches ereignet, mit dem man nicht fertig wird. Je nach Tragweite des Geschehens fühlt man sich buchstäblich aus der Bahn geworfen. Beide Situationen können dazu führen, dass die Emotionen so sehr in die eine oder andere Richtung ausschlagen, dass man keinen vernünftigen Gedanken mehr fassen kann. Im Alltag reagiert man mit Gleichgültigkeit oder aber unverhältnismäßig heftig auf jede Kleinigkeit.

Seelische Blockaden lösen

Wenn die Gefühle nicht mehr frei zwischen »normalen« Hochs und Tiefs schwingen, sondern einseitig fixiert sind, sprechen wir von einer seelischen Blockade. Je länger dieser Zustand anhält, desto belastender wird er. Zusätzlich können sich die unterschiedlichsten körperlichen Beschwerden einstellen. Zögern Sie daher nicht, bei tiefer Traurigkeit und Niedergeschlagenheit therapeutische Hilfe in Anspruch zu nehmen – idealerweise von einem homöopathisch arbeitenden Arzt oder einem Psychotherapeuten.

Lesen Sie sich zunächst in Ruhe alle Mittel durch. Das wird Ihnen helfen, herauszufinden, was bei Ihnen eigentlich los ist, denn es gibt sowohl emotionale als auch körperliche Gründe für eine seelische Blockade. Überlegen Sie sich, welches Ereignis für Sie von besonderer Tragweite war. Was hat Sie in letzter Zeit seelisch sehr mitgenommen? Oder gab es eine körperliche Erkrankung oder Operation, in deren Folge Sie einfach nicht mehr »der/die Alte« waren? Hören Sie auf Ihre innere Stimme, fragen Sie auch Ihre Partnerin oder Ihren Partner – und nehmen Sie dann das infrage kommende Mittel (mehr zur Mittelwahl siehe Seite 32).

Übrigens entwickelt sich manchmal während der Einnahme – schon bevor eine deutliche Besserung eintritt – das bestätigende Gefühl, dass sich etwas bewegt und das Mittel in Ihnen arbeitet.

Reaktionswecker für die Seele
Aconitum napellus D12

Sie haben etwas gesehen oder gehört, das Sie emotional unheimlich aufwühlt. Sie werden die Gedanken daran gar nicht mehr los. Immer wieder tauchen die Bilder vor Ihrem geistigen Auge auf, stets aufs Neue spult sich der Film ab. Seitdem sind Sie völlig verändert. Sie leiden unter Angstzuständen, heftigem Herzjagen und innerem Zittern. Und bei Nacht empfinden Sie das Erlebte noch viel intensiver.

> Dosierung: 2-mal täglich 5 Globuli (siehe Seite 33/34).

GANZHEITLICHE WIRKUNG

Körper und Seele sind aufs Engste miteinander verbunden. Viele leichte seelisch-emotionale Probleme und Sorgen lösen sich, wenn sich Ihr Allgemeinbefinden im Laufe der Behandlung (in Phase 2 und 3) generell bessert und stabilisiert. Bemerken Sie während der ersten Behandlung (und spätestens nach acht Wochen) keine Besserung, sind die seelischen Nöte tiefgreifender und Sie sollten einen Therapeuten um Rat fragen, sich in professionelle Hände begeben.

Gelsemium D12

Ein Ereignis hat Ihnen enorm zugesetzt. Immer wieder kommt das Erlebte in Ihnen hoch, und Sie fühlen sich dann wie gelähmt vor Angst, manchmal wie ohnmächtig. Sie sind oft in einer Art Trancezustand, kommen sich vor wie in einem schlechten Film, erleben Ihren Alltag manchmal wie einen Tagtraum. Sie haben den Eindruck, als sei Ihr Kopf völlig leer, und haben immer wieder regelrechte Blackouts.

› Dosierung: 2-mal täglich 5 Globuli (siehe Seite 33/34).

Übrigens: Gelsemium ist nicht nur bei emotional bedingter »Lähmung« ein bewährtes Mittel. Es kann auch bei Müdigkeit und Mattigkeit angewendet werden, deren Ursache meist in einer virusbedingten Erkrankung liegt (Seite 43).

Opium D12

Das Erlebte hat Ihr Gefühlsleben sehr stark in Aufruhr versetzt: Sie fühlen sich peinlich berührt, bloßgestellt und in Ihrem Schamgefühl verletzt. Im Nachhinein empfinden Sie das Ganze als sehr demütigend und erschreckend. Es hat zudem körperlich Spuren hinterlassen, beispielsweise ist die Verdauung beeinträchtigt, was sich als Verstopfung bemerkbar machen kann – vor allem, wenn das Geschehen mit dem Thema Sexualität zu tun hat.

› Dosierung: 2-mal täglich 5 Globuli (siehe Seite 33/34).

Zincum metallicum D12

Sie sind innerlich unruhig und getrieben, und das macht sich auch in einer körperlichen Unruhe bemerkbar, die Sie nicht unterdrücken können: Am deutlichsten spüren Sie es in den Beinen, die fast schon automatisch ständig in Bewegung sind. Auch stellen Sie fest, dass Ihre Beine abends und nachts kribbeln, ja sogar schmerzen. Sie knirschen nachts mit den Zähnen. Bei wenig erholsamem Schlaf fühlen Sie sich morgens nicht ausgeruht. Sie beobachten zudem, dass schon eine kleine Menge Alkohol den Zustand verschlimmert. Nach einer Impfung hat sich die gesamte Situation noch verstärkt.

› Dosierung: 2-mal täglich 5 Globuli (siehe Seite 33/34).

TIPP: Mehr zum Thema Seele

Wenn Sie beim Lesen dieses Kapitels spüren, dass das Thema Seele/Emotionen genau Ihr wunder Punkt ist, dann sollten Sie sich unbedingt intensiver damit befassen. »Homöopathie für die Seele« ist ein faszinierendes Themenfeld und gleichzeitig der Titel eines GU-Buches, das ich speziell für Menschen geschrieben habe, deren seelische Beschwerden die Homöopathie heilen kann.

Nux vomica D12

Sie haben Stress und Sie machen sich Stress: Im Job laden Sie sich immer noch mehr auf und wollen auch stets das Sagen haben. Am Wochenende jagt ein Event das andere, weil Sie glauben, überall dabei sein zu müssen. Um wenigstens am Abend etwas »runterzukommen«, sprechen Sie Alkohol und Nikotin zu. Morgendliches Kopfweh behandeln Sie mit Schmerzmitteln.

Wenn Sie sich zunehmend ausgebrannt fühlen, lesen Sie bitte auch den Kasten unten und das nächste Mittel.

> Dosierung: 2-mal täglich 5 Globuli (siehe Seite 33/34).

Übrigens: »Es ist einfach zu viel« – wenn sich dies nicht nur auf Ihren gehetzten Lebensstil bezieht, sondern vor allem auf Ihre Ernährungsweise oder auf die allopathischen Medikamente, die Sie einnehmen, dann lesen Sie mehr zu Nux vomica D6 in Phase 1 auf Seite 41.

Acidum phosphoricum D12

Wenn Sie innehalten und Bilanz ziehen, sehen Sie, dass Sie allerhand auf die Beine gestellt haben, so manche Situation zurechtbiegen und den einen oder anderen seelischen Schlag vermeintlich gut wegstecken konnten. Selbst eine schwere Erkrankung scheinen Sie erstaunlich gut überwunden zu haben. Nur Ihr Innerstes und zunehmend auch Ihr Kräftehaushalt signalisieren: »Da darf nichts mehr kommen«, weder seelisch noch körperlich. Nichts geht mehr, Sie fühlen sich leer und nur noch müde.

> Dosierung: 2-mal täglich 5 Globuli (siehe Seite 33/34).

Sepia D12

Sie hatten ein wahrhaft unappetitliches Erlebnis, das man sich eigentlich nicht antun müsste und das Sie jetzt regelrecht anekelt. Dies kann auf mentaler oder sexueller Ebene sein.

GU-ERFOLGSTIPP

DAS HILFT BEI BURN-OUT

Acidum phosphoricum ist ein klassisches Mittel beim Thema Burn-out-Syndrom: Es ist sehr bewährt, wenn man sich seelisch und körperlich verausgabt hat, wenn nichts mehr schwingt, nichts mehr ankommt und keine Freude mehr aufkommt. Das Mittel hilft aber auf Dauer nur, wenn Sie zusätzlich noch etwas Wichtiges beherzigen: »Ändere dein Leben« war stets die erste ärztliche Empfehlung von Samuel Hahnemann. Dies gilt heutzutage mehr denn je: Versuchen Sie, Kräftezehrendes zu vermeiden, halten Sie Ihr persönliches Hamsterrad an und entschleunigen Sie Ihren Alltag!

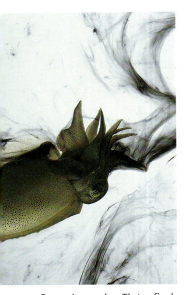

Der zehnarmige Tintenfisch (Sepia officinalis) kann bis zu einem halben Meter groß werden. Bei Gefahr nebelt er mit dunkelbrauner Tinte die Umgebung ein, um besser flüchten zu können. Das homöopathische Mittel wird aus dem getrockneten Sekret des Tintenfischbeutels gewonnen.

Allein schon beim Gedanken daran wird Ihnen übel. Sie fühlen sich »über den Tisch gezogen« und zu etwas gedrängt, wo Sie doch ansonsten sehr selbstbestimmt sind. Verständlich, dass Sie misstrauisch sind und sich selbst nahestehenden Menschen gegenüber eher feindselig verhalten.

Sepia ist ein bewährtes Mittel, wenn die körperlichen und/oder seelischen Beschwerden durch starken Ekel ausgelöst wurden. Beispiel: Sie wollen sich nur ungern daran erinnern, aber seit Sie aus dem unappetitlich wirkenden Glas getrunken haben, tritt immer wieder Lippenherpes auf.

> Dosierung: 2-mal täglich 5 Globuli (siehe Seite 33/34).

Ignatia D12

Sie sind durch ein akutes Ereignis in eine echte seelische Notlage geraten: Sie haben Liebgewordenes verloren oder mussten etwas »abgeben«: einen Menschen, der Ihnen alles bedeutete, ein Tier, das Ihnen ans Herz gewachsen ist, oder aber einen sehr persönlichen Gegenstand, der für Sie eine tiefe Bedeutung hatte. Sie trauern. Es schnürt Ihnen die Kehle zu, Sie bekommen keinen Bissen mehr herunter, verlieren Gewicht. Oder aber Sie essen aus Frust und Kummer alles Mögliche in sich hinein und nehmen zu.

> Dosierung: 2-mal täglich 5 Globuli (siehe Seite 33/34).

Natrium chloratum D12

Sie merken immer wieder, dass das negative Erlebnis – was auch immer es gewesen sein mag – Sie nicht loslässt. Ständig kreisen Ihre Gedanken um dieses Thema, Sie kauen es gedanklich wieder und wieder durch. Und dann verstärkt sich bei Ihnen diese Niedergeschlagenheit, das Grübeln nimmt zu, und Sie kapseln sich ab. Am liebsten wollen Sie ganz in Ruhe gelassen werden. Sie mögen sich selbst auch gar nicht mehr im Spiegel anschauen, denn der an Ihnen nagende Kummer und die Kränkung beginnen Sie zu zeichnen, hinterlassen Spuren in Ihrem Gesicht. Andere haben Ihnen schon gesagt, Sie würden »wie eingefallen« aussehen.

Ein typisches Phänomen, das auf Natrium chloratum als richtiges Mittel hinweist: Man fühlt sich am Meer, zumal an der Nord-

see, ausgesprochen wohl und genießt regelrecht die »Champagnerluft« – oder der Aufenthalt am Meer bekommt einem überhaupt nicht. Trotz dieser unterschiedlichen Reaktion ist für beide Menschentypen mit den oben geschilderten Beschwerden Natrium chloratum ein wichtiges Reaktionsmittel.
> Dosierung: 2-mal täglich 5 Globuli (siehe Seite 33/34).

Causticum D12

Ihre melancholische Grundstimmung hat sich durch eine Trennung oder einen Verlust noch weiter verstärkt. Sie mussten sich möglicherweise von einem Menschen für immer verabschieden, sind von einem guten Freund räumlich getrennt, haben den Arbeitsplatz und die Kollegen verloren. Vor Kummer sind Sie wie gelähmt. Selbst wenn Sie von Schicksalsschlägen nicht unmittelbar betroffen sind, jedoch davon erfahren, entzieht Ihnen Ihr ausgeprägtes Mitgefühl jegliche Kraft. Sie fühlen sich schutzlos und innerlich wie ausgetrocknet.

Auch körperlich merken Sie: Die Schleimhäute und Ihre Haut sind ungewöhnlich trocken.
> Dosierung: 2-mal täglich 5 Globuli (siehe Seite 33/34).

Staphisagria D12

Immer häufiger fühlen Sie sich als »seelischer Müllschlucker«, ständig wird noch etwas draufgepackt, das Sie emotional belastet. Mehr und mehr Unverarbeitetes drückt Ihre Gemütslage. In Ihrem tiefsten Inneren fühlen Sie sich ausgeliefert und verletzt. Und gleichzeitig entwickelt sich diese Wut im Bauch, dass es so nicht weitergehen kann – aber Neinsagen und Widersprechen fällt Ihnen unendlich schwer. Bis es irgendwann plötzlich aus Ihnen herausbricht.

Nehmen Sie das »Verletztsein« durchaus im doppelten Wortsinn. Denn Staphisagria ist ein Klassiker zur Behandlung von Schnittverletzungen und damit auch von Operationsnarben (Seite 47 und 105), die ebenfalls ein Grund für die seelischen Beschwerden sein können.
> Dosierung: 2-mal täglich 5 Globuli (siehe Seite 33/34).

TIPP: Positive Einstimmung

Setzen Sie sich in den Schneidersitz, atmen Sie ein paar Minuten lang tief in den Bauch hinein (wenn sich die Bauchdecke mit jedem Atemzug hebt und senkt, machen Sie es richtig). Denken Sie bei jedem Ausatmen einen positiven Satz, den Sie einige Male wiederholen, etwa: »Ich bin Ruhe, ich bin Kraft, ich bin Stärke, ich bin Zuversicht.« Üben Sie das am besten schon morgens nach dem Aufstehen.

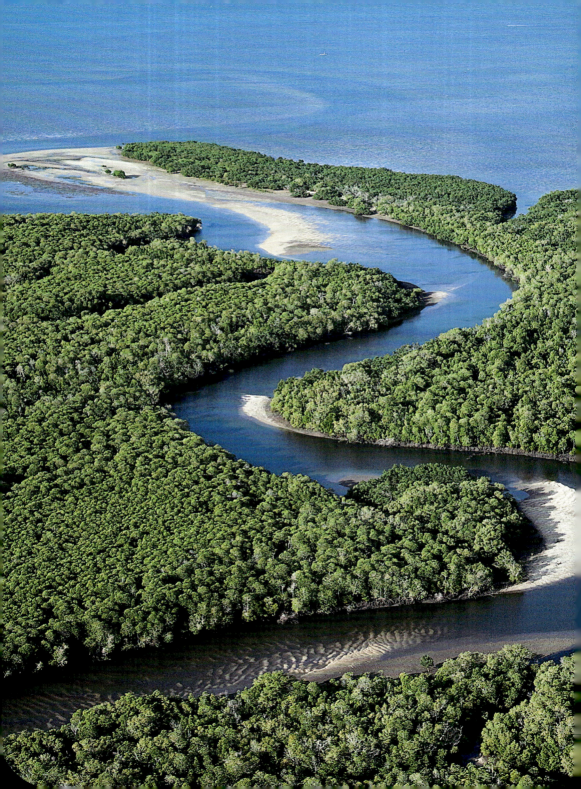

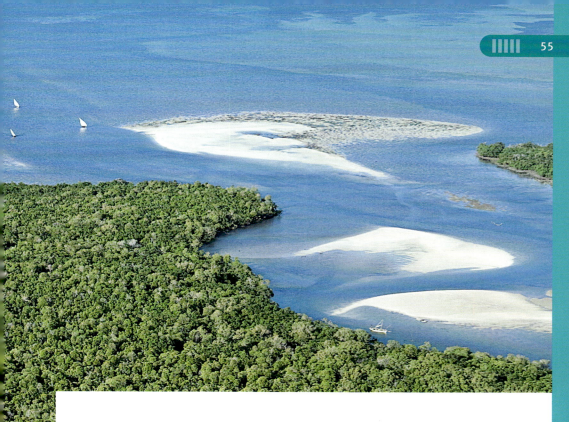

PHASE 2: REGULIEREN

Jetzt werden individuelle Schwachpunkte gezielt behandelt. Sie finden Ihre Beschwerden hier nach Körperbereichen zusammengestellt oder übers Register (Seite 123).

Kopf, Hals und Brust 56
Immunsystem, Lymphsystem, Bindegewebe 73
Bauch und Unterleib 82
Bewegungsapparat 95
Haut, Haare, Nägel 100

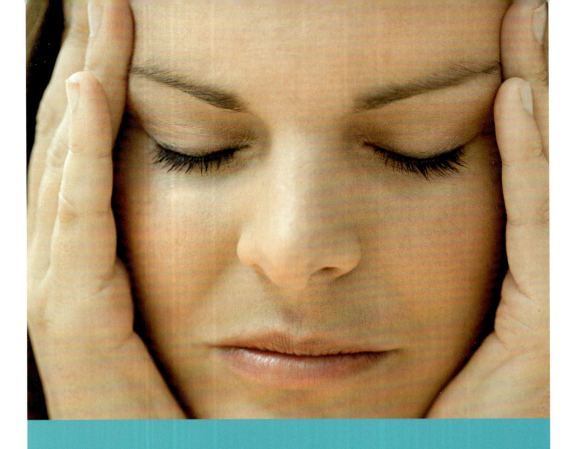

Kopf, Hals und Brust

Kopfschmerzen, Migräne

Ihre bisherigen Beschwerden: Immer wieder dies Pochen, Hämmern und Dröhnen – mal seitlich, mal im Hinterkopf, mal in der Stirn. Seit Jahren sind Sie geplagt mit Kopfschmerzen oder Migräne. Wegen einer Schmerzbehandlung sind Sie vielleicht nicht nur bei Ihrem Hausarzt gewesen, sondern auch beim Neurologen. Nach gründlicher Untersuchung und einer Computertomografie (CT) ist sicher, dass kein bösartiges Geschehen vorliegt.

Dennoch leiden Sie unter immer wieder auftretenden Schmerzattacken, die Sie zur Einnahme von Schmerztabletten zwingen.
Übrigens kann Kopfschmerz mit Störfeldern zusammenhängen, etwa den Zähnen (»tote« Zähne, Zahnfüllungen aus Amalgam) oder Narben im Kopfbereich. Sollte das der Fall sein, wenden Sie sich bitte unbedingt an einen erfahrenen Therapeuten.
Wenn Ihnen als Frau auffällt, dass die Kopfschmerzattacken in einem zeitlichen Zusammenhang mit der Periode auftreten, dann sollten Sie Ihren Frauenarzt darauf ansprechen.

Ihr persönlicher Gesundheitsweg
Gelsemium D6
Ihre Kopfschmerzen beginnen meist am Hinterkopf und gehen vom Nacken-Schulter-Bereich aus. Sie ziehen dann über den gesamten Kopf und setzen sich in der Stirn und über den Augen fest. Zugleich haben Sie den Eindruck, Gegenstände verschwommen zu sehen, außerdem ist Ihnen schwindlig. Sie haben das Gefühl, als »sitze Ihnen etwas im Nacken«.
> Dosierung: 3-mal täglich 5 Globuli (siehe Seite 33/34).

Haplopappus baylahuen D3
Sie reagieren sowohl auf Wetterumschwünge als auch auf den Wechsel der Jahreszeiten. Vor allem im Frühjahr und im Herbst leiden Sie unter Kopfdruck, der sich bis zum Kopfschmerz mit Augenflimmern steigern kann. Ihnen ist schwindlig, und Ihr Blutdruck ist genauso im Keller wie Ihre Stimmung.
> Dosierung: 3-mal täglich 5 Globuli (siehe Seite 33/34).

Iris versicolor D6
Anscheinend geht es Ihnen nur gut, wenn Sie unter Volldampf stehen. Sobald Sie sich eine Auszeit nehmen, ob am Wochenende oder in sonstigen Phasen der Entspannung, setzen prompt die Kopfschmerzen ein. Dann kann es richtig schlimm werden mit dem Augenflimmern, sodass Sie alles nur noch verschwommen sehen. Der Magen reagiert mit Übelkeit und saurem Erbrechen.
> Dosierung: 3-mal täglich 5 Globuli (siehe Seite 33/34).

IHR HAUPTMITTEL IN PHASE 1

Folgende Mittel können bei Kopfschmerzen und Migräne für die Aktivierungs-Phase 1 infrage kommen:
> Nux vomica
> Okoubaka
> Cuprum metallicum
> Staphisagria
> Arnica

Bitte vergleichen Sie auch die anderen ab Seite 40 genannten Mittel.

Natrium sulfuricum D12

Ständig wiederkehrende Kopfschmerzen, Schwindel, eine gereizte Stimmung, die mit Phasen der Niedergeschlagenheit abwechselt: Ihr Arzt sagte Ihnen, diese Beschwerden seien die Folgen eines Unfalls mit einer Gehirnerschütterung oder Kopfverletzung. Das Ereignis kann durchaus Monate oder gar Jahre zurückliegen.

> Dosierung: 2-mal täglich 5 Globuli (siehe Seite 33/34).

Übrigens: Nehmen Sie bei Schmerzen im Kopfbereich, die erst seit einem Unfall oder einer Verletzung auftreten oder sich verstärken, zunächst Arnica ein (Phase 1, Seite 47).

Verbascum D6

Die Nervenschmerzen im Gesicht sowie am Kopf sind einfach fürchterlich: Der Schmerz tritt blitzartig auf, es ist, als würde Ihr Gesicht gequetscht. Die Schmerzen schießen bis zum Ohr und zum Kiefergelenk. Oftmals treten die Anfälle periodisch auf, fast immer zur selben Zeit. Ursachen können zum Beispiel eine Nar-

---

TIPP: Alternativen im Akutfall

Ein homöopathisches Mittel dient in erster Linie dazu, die Häufigkeit und den schweren Verlauf der Schmerzanfälle zu reduzieren; daher ist im Akutfall die übliche Schmerztherapie oft unumgänglich. Aber probieren Sie doch mal eine dieser Maßnahmen aus:

> Nehmen Sie Ginkgo-biloba-Spezialextrakt ein (aus der Apotheke), 10 Tropfen mit etwas Wasser, 3-mal alle 10 Minuten.
> Hilfreich kann eine Tasse Espresso sein, denn Koffein hat blutverdünnende Eigenschaften.
> Machen Sie 15 Minuten lang ein warmes Fußbad. Gleichzeitig legen Sie einen Waschlappen mit Eiswasser, gut ausgewrungen, auf den schmerzenden Bereich. Während nun die Füße besser durchblutet werden, nimmt das Durchblutungsvolumen im Kopf durch die Kühlung ab – und der Schmerz lässt nach.
> Trinken Sie ganz allgemein viel stilles, zimmerwarmes Wasser, da es eine zusätzlich entschlackende Wirkung besitzt.

GU-ERFOLGSTIPP

HILFE BEI AKUTEN KOPFSCHMERZEN

Bevor Sie zur Schmerztablette greifen, lösen Sie bei den ersten Anzeichen einer Schmerzattacke 2 Tabletten **Magnesium phosphoricum D6** in einem halben Glas warmem Wasser auf, und trinken Sie es schluckweise.

be im Kopfbereich oder Wetterfühligkeit sein. Die Beschreibung erinnert Sie an eine Trigeminusneuralgie? Verbascum ist bei solchen Nervenschmerzen im Gesichtsbereich ebenfalls sehr bewährt, zumal wenn sie mit einer Erkältung zusammenhängen.
> Dosierung: 3-mal täglich 5 Globuli (siehe Seite 33/34).
Übrigens: Lassen Sie die Ursache für Gesichtsschmerzen unbedingt medizinisch abklären.

Zähne, Zahnfüllungen, Zahnfleisch

Ihre bisherigen Beschwerden: Irgendetwas stimmt nicht mit Ihnen, aber Sie können es nicht einordnen. Sie haben zwar nicht den Eindruck, krank zu sein, aber richtig gesund sind Sie auch nicht. Sie beobachten an sich selbst, dass unterschiedliche Beschwerden auftreten: Mal macht das Wetter sich mit Kopfschmerzen bemerkbar, dann haben Sie das Gefühl, Ihre Verdauung sei nicht in Ordnung, ein anderes Mal treten Magenschmerzen auf. So geht das in einem fort.

Die ausführliche Untersuchung ergab, dass Sie organisch gesund sind. Mehrfach wurden Sie nun schon darauf angesprochen, Ihre Zähne und Zahnfüllungen untersuchen zu lassen. Ihnen fällt auf, dass sich Ihr Zahnfleisch deutlich zurückzieht; die Zahnhälse zeigen sich immer mehr, auf kalte Speisen und Getränke reagieren Sie sehr empfindlich mit Schmerzen. Außerdem tut Ihnen phasenweise der Oberkiefer weh, was der Zahnarzt mit Nervenschmerzen erklärt. Hinzu kommt, dass Ihr Zahnfleisch bei der Mundhygiene sehr empfindlich reagiert, es blutet rasch und entzündet sich immer wieder. Auch Zahntaschen bilden sich aus.

Bei unklaren Allgemeinbeschwerden sollten Sie also unbedingt auch Ihre Zähne untersuchen lassen. Möglicherweise besteht bei Ihnen eine Unverträglichkeit auf Zahnmaterial, das für Füllungen verwendet wurde (etwa Amalgam). Oder eine Zahnwurzel ist – oft trotz mehrfacher Behandlung – chronisch entzündet. Wenn Sie ein oder mehrere Zahnimplantate haben und Ihr Wohlbefinden seither leidet, könnte auch eine Unverträglichkeitsreaktion des Implantats ursächlich sein (dadurch kann es auch zu unklaren Beschwerden am Zahnersatz kommen).

IHR HAUPTMITTEL IN PHASE 1
Folgende Mittel können bei Zahnproblemen für die Aktivierungs-Phase 1 infrage kommen:
> Sulfur
> Nux vomica
> Okoubaka
> Propolis

Bitte vergleichen Sie auch die anderen ab Seite 40 genannten Mittel.

Entfernung von Amalgam

Wenn Sie Ihre Amalgamfüllungen entfernen lassen, sollten Sie vorab jeweils ein Beratungsgespräch beim Zahnarzt und bei Ihrem naturheilkundlichen Therapeuten führen und eine Selbstbehandlung mit ihnen abstimmen.

Es geht vor allem darum, die Ausleitung des Quecksilbers, das bei der Entfernung frei wird, zu unterstützen (siehe auch DMPS, Seite 13).

› Bewährt haben sich die Mittel **Berberis vulgaris D6** zur stärkeren Aktivierung der Nierenfunktion sowie **Solidago virgaurea D3** zur Anregung des Harnflusses: Nehmen Sie ein Mittel vor und ein Mittel nach dem Essen, jeweils 3-mal täglich 5 Globuli (Seite 33/34).

› Die Amalgamausleitung kann durch ein spezielles homöopathisches Arzneimittel noch unterstützt werden, die **Amalgam-Nosode D30:** Lösen Sie 5 Globuli oder 5 Tropfen in etwas Wasser auf; diese Lösung reiben Sie 1-mal pro Woche in die Armbeuge ein, rechts und links im Wechsel.
Nosoden (griech. nosos = Krankheit) sind homöopathische Arzneien, die aus menschlichem oder tierischem Gewebe hergestellt werden, aus Körperflüssigkeiten (etwa Muttermilch), Sekreten (wie Eiter) oder Krankheitserregern. Amalgam-Nosoden werden aus Amalgam hergestellt.

› In der Zahnheilkunde verwendete Metalle und Legierungen lassen sich mit Imperatoria, der Meisterwurz, ausleiten. Sie können das Mittel zusätzlich zu den eben genannten Mitteln nehmen, da es entgiftend und immunstärkend wirkt. 1-mal täglich 3 Tropfen **Imperatoria-Urtinktur** kurz im Mund behalten, dann schlucken.

› Bitte denken Sie daran, während einer Ausleitung viel zu trinken. Besonders effektiv ist stilles Wasser, das zimmer- oder lauwarm ist.

Die Behandlung führen Sie 2-mal 3 Wochen lang durch, mit einer einwöchigen Pause dazwischen (Seite 33/34). Dauert die Zahnsanierung länger, dann können Sie die Behandlung in der geschilderten Weise einfach entsprechend fortsetzen. Übrigens gibt es Untersuchungsmethoden wie etwa die Kinesiologie, mit denen sich feststellen lässt, ob Amalgam und Metalle aus dem Körper komplett ausgeschieden sind. Sprechen Sie einen naturheilkundlich arbeitenden Therapeuten darauf an.

Ihr persönlicher Gesundheitsweg
Symphytum D6

Ihnen wurde ein Implantat gesetzt. Obwohl es noch nicht eröffnet wurde, haben Sie jetzt immer wieder Schmerzen. Auch das Zahnfleisch reagiert sehr empfindlich, vor allem beim Essen. Schon vor der Behandlung hatte der Zahnarzt Sie darauf hingewiesen, dass das Einheilen einige Zeit dauern werde.
Symphytum (Beinwell) regt die Heilung bei Verletzungen des Knochengewebes an und baut Entzündungen ab. Deshalb bewährt es sich auch zur Behandlung von Entzündungen der Zahnwurzel und bei Beschwerden von wurzelbehandelten Zähnen.
› Dosierung: 3-mal täglich 5 Globuli (siehe Seite 33/34).
› Nach dreiwöchiger Einnahme setzen Sie das Mittel ab, um als Folgemittel Hekla lava einzunehmen (unten).
› Eine gute Ergänzung können Nosoden-Präparate sein (Apotheke). Gerade bei Implantaten und Wurzelbehandlungen bewährt sich **Periodontium D12:** 2-mal pro Woche 1 Trinkampulle.

Hekla lava D6

Ihr Arzt hat Sie darauf hingewiesen, dass Sie unbedingt etwas für Ihre Knochen tun müssen, um ein Fortschreiten des Knochenabbaus zu verhindern. Das betrifft auch den Kieferknochen. Um ein optimales Einheilen des Zahnimplantats zu erreichen, nehmen Sie zur Stabilisierung Hekla lava. Es ist eines der wichtigsten stärkenden Mittel für den Aufbau und Erhalt der Knochen.
› Dosierung: 3-mal täglich 1 Tablette (siehe Seite 33/34).
› Wenn Ihr Arzt eine nachlassende Knochendichte oder beginnende Osteoporose festgestellt hat, nehmen Sie Hekla lava kurmäßig 3 bis 4 Monate lang nach dem 3-Wochen-Schema ein.

Mercurius solubilis D12

Das Vorzeichen kennen Sie schon: Sobald beim Zähneputzen, beim Beißen oder Kauen festerer Speisen das Zahnfleisch zu bluten beginnt, ist die Entzündung wieder hochakut. Sie steigert sich dann immer mehr – selbst die Mundschleimhaut kann sich entzünden, und es bilden sich schmerzhafte Bläschen (Aphthen).

TIPP: Ölziehen

Ölziehen ist sehr effektiv, um Giftstoffe auszuleiten, vor allem aus dem Kopfbereich. Es beugt auch Zahnfleischentzündungen vor, Zahnbelag verschwindet genauso wie unangenehme Beläge auf der Zunge.
› 1-mal täglich vor der Zahnpflege 1 EL kalt gepresstes Sonnenblumen- oder Nussöl langsam durch die Zähne ziehen – so lange wie möglich, anschließend ausspucken.
› Dann Zähne putzen und den Mund mit einem Mundwasser auf pflanzlicher Basis (Apotheke) spülen. Dies stärkt das Zahnfleisch und beugt Parodontose vor.

> Dosierung: am ersten und zweiten Tag 4-mal, ab dem dritten Tag 2-mal täglich 5 Globuli, 8 bis 10 Tage lang.
> Ein bewährtes Folgemittel ist Silicea.

Silicea D12

Die Zahnfleischentzündung will einfach nicht abheilen, flammt immer wieder auf. Sie neigen zu tiefen Zahntaschen. Manchmal haben Sie das Gefühl, als fließe etwas Kaltes heraus, und wenn Sie an den Zahntaschen »ziehen«, haben Sie einen schlechten Mundgeschmack. Das Zahnfleisch bildet sich immer weiter zurück.

Silicea ist ein wichtiges Homöopathikum zur Ausheilung einer anhaltenden und immer wieder aufkeimenden Entzündung; es bewährt sich übrigens auch bei Fisteln.

> Dosierung: 2-mal täglich 5 Globuli. Nehmen Sie das Mittel kurmäßig mehrere Monate lang ein (siehe Seite 33/34).

MUND- UND DARMBESCHWERDEN

Es besteht ein enger Zusammenhang zwischen der Mund- und der Darmschleimhaut. Häufig haben Menschen mit Darmproblemen (Verstopfung oder wechselnder Stuhlgang wie beim Reizdarmsyndrom) auch Probleme mit dem Zahnfleisch. Neben der Rückbildung (Parodontose) kommt es zu Entzündungen (Parodontitis) mit Ausbildung von Zahnfleischtaschen. Diese verursachen oft einen fauligen Geschmack, was auf eine Besiedlung mit Keimen hinweist. Die ärztliche Behandlung können Sie mit Homöopathie erfolgreich unterstützen. Dabei sollten Sie zunächst die Darm- und anschließend die Zahnprobleme in Angriff nehmen.

Nase und Nasennebenhöhlen

Ihre bisherigen Beschwerden: Ärger mit der Nase und den Nasennebenhöhlen sind bei Ihnen ein Dauerthema. Wirklich frei ist die Nase eigentlich nie. Entweder bilden sich schmerzende Krusten, oder es kommt mehr oder weniger zäher Schleim aus der Nase. Dieser ist teilweise gelblich verfärbt, auch mit Blutspuren.

GU-ERFOLGSTIPP

MUNDPFLEGE

Echinacea-angustifolia-Urtinktur bremst Entzündungsherde, **Calendula-Urtinktur** regt den Heilungsprozess an: Nehmen Sie auf ½ Glas Wasser jeweils 5 Tropfen, spülen Sie nach dem Zähneputzen einige Minuten lang den Mundraum, danach ausspucken. Massieren Sie das Zahnfleisch anschließend mit einem Zahnfleischbalsam (aus der Apotheke).

Wenn die Stirnkopfschmerzen zunehmen und der Schleim gelblich-grün wird, dann wissen Sie, dass die Entzündung wieder ganz akut ist.

Häufig haben Sie einen Druck auf den Augen und das Empfinden, schlecht zu sehen. Die augenärztliche Kontrolle ergab jedoch keine Besonderheiten.

Hinzu kommt mangelnde Leistungsfähigkeit mit ständiger Müdigkeit und dem Gefühl, nicht genügend Kraft und Energie zu haben (typisch: »Ich habe einfach keine Power«).

Eine chronische Nebenhöhlen- und Stirnhöhlenentzündung ist ein weitverbreitetes und oft unerkanntes Leiden. Nicht selten gibt es gleichzeitig ein Problem mit den Zähnen, etwa bei Zahnfüllungen aus Amalgam (unabhängig von ihrer Anzahl). Durch das Amalgam kann es zu einer anhaltenden Entzündung der Schleimhäute kommen. Die Folge sind eine hohe Infektanfälligkeit im Winterhalbjahr, ein hohes Allergierisiko im Frühjahr und Sommer. Denn sowohl Viren und Keime als auch Pollen setzen sich auf der Schleimhaut fest und rufen eine starke Entzündungsreaktion hervor. Dieses komplexe Geschehen ist ein klassisches Beispiel für ein Störfeld, das unbedingt durch Entschlackung und Ausleitung behandelt werden sollte.

Ihr persönlicher Gesundheitsweg
Marum verum D6

Irgendwie sind Sie ständig mit Ihrer Nase beschäftigt. Es kribbelt und kitzelt, und Sie müssen häufig die Nase putzen. Allerdings kommt nur wenig dünnflüssiger Schleim. Dann wieder treten Phasen auf, in denen der Schleim richtig zäh und verfärbt ist, sich kaum herausbringen lässt. Der zähe Schleim ist auch im Rachen spürbar und zwingt Sie zu häufigem Räuspern. Das kann sich bis zum Hustenreiz steigern. Je zäher der Schleim ist, desto eher haben Sie auch wieder Stirnkopfschmerzen. Ursache der Problematik ist Ihre Neigung zu Nasenpolypen.

> Dosierung: 3-mal täglich 5 Globuli. Vor allem, wenn sich immer wieder Nasenpolypen bilden, empfiehlt sich eine mehrmonatige Einnahme (siehe Seite 33/34).

IHR HAUPTMITTEL IN PHASE 1

Folgende Mittel können bei Nasennebenhöhlenbeschwerden für die Aktivierungs-Phase 1 infrage kommen:
> Magnesium fluoratum
> Okoubaka
> Cuprum metallicum
> Thuja

Bitte vergleichen Sie auch die anderen ab Seite 40 genannten Mittel.

Kalium sulfuricum D6

Sie haben den Eindruck, auf einem Ohr nicht mehr alles zu verstehen. Es ist, als sei Wasser im Ohr, Sie spüren ein dumpfes Druckgefühl, keinen wirklichen Schmerz. Dann knackt es plötzlich wieder, und Sie haben den Eindruck, als habe sich etwas gelöst. Aus der Nase kommt immer mal wieder zäher, gelblicher Schleim, vergleichbar dem Auswurf beim Husten. Dabei ist der letzte Infekt schon seit einiger Zeit abgeklungen.
Wenn der Schleim nicht über Nase und Rachen abfließen kann, kommt es zu einem Rückstau bis ins Ohr. Er setzt sich im Mittelohr fest, verursacht Beschwerden und immer neue Infekte.
› Dosierung: 3-mal täglich 1 Tablette (siehe Seite 33/34).

Luffa D6

Sie leiden an wiederkehrenden Nasennebenhöhlenentzündungen, die sich hinziehen – so zäh, wie es der Schleim aus der Nase oder dem Rachen ist. Vor allem morgens müssen Sie abhusten und die Nase putzen, bis sie sich frei anfühlt. Tagsüber trocknen die Schleimhäute ein, der Mundraum ist trocken, Sie hüsteln und räuspern sich. Es bilden sich unangenehme Borken in der Nase. Sie leiden mal mehr, mal weniger unter Stirnkopfschmerzen, die mit einem Druckgefühl auf den Augen einhergehen. Dann haben Sie den Eindruck, alles verschwommen zu sehen.
› Dosierung: 3-mal täglich 5 Globuli (siehe Seite 33/34).

TIPP: Luffa bei Fließschnupfen
Ein bewährtes Mittel bei dünnflüssigem, allergisch bedingtem Schnupfen wie etwa Heuschnupfen, Hausstaubmilbenallergie (siehe auch Sabadilla, Seite 75), Tierhaarallergie und bei Rhinitis vasomotorica, einem anfallsweise auftretenden Fließschnupfen: **Luffa D12**, 2-mal täglich 5 Globuli, über längere Zeit (Seite 33/34).

> **GU-ERFOLGSTIPP   WENN DIE NASE IMMER »ZU« IST**
> Ein leidiges Thema sind trockene Nasenschleimhäute, zumal wenn sie derart anschwellen, dass man keine Luft mehr durch die Nase bekommt. Die Schleimhäute werden so auch deutlich anfälliger für Infekte und Allergien. Abhilfe schaffen homöopathische Nasentropfen: **Luffa Nasentropfen DHU**, 3-mal täglich 2 Sprühstöße in jedes Nasenloch. Sie erleichtern das Atmen, normalisieren die Sekretbildung und stärken vor allem das Immunsystem der Nasenschleimhäute.
> Übrigens: Wenn Sie lange Zeit chemische Nasentropfen verwendet haben, nehmen Sie in Phase 1 Ihres Gesundheitsweges Nux vomica ein (Seite 41).

Mandeln, Lymphdrüsen

Ihre bisherigen Beschwerden: Sie leiden immer wieder unter Halsschmerzen und Schluckbeschwerden, zudem spüren Sie die vergrößerten Lymphknoten am Hals; bei schlanken Menschen sind die kleinen Knoten im Nackenbereich tastbar. Ihre körperliche Leistungsfähigkeit lässt seit einiger Zeit deutlich nach.
Wichtig: Vor allem bei Jugendlichen und jungen Erwachsenen ist auch an das Pfeiffersche Drüsenfieber zu denken. Mögliche Hinweise sind wiederkehrende oder längere Zeit anhaltende Schluckbeschwerden beziehungsweise leichtes Halsweh, eine ausgeprägte Leistungsschwäche und Müdigkeit trotz ausreichendem Schlaf.

Ihr persönlicher Gesundheitsweg
Mercurius bijodatus D12
Die Halsschmerzen treten überwiegend linksseitig auf. Beim Blick in den Spiegel erscheint Ihnen die linke Mandel auch deutlich vergrößert. Außen am Hals sind ebenfalls links die Halslymphknoten angeschwollen, bei Druck sind sie schmerzhaft. Wird der Schmerz intensiver, dann erfasst er die linke Gesichtshälfte. Sogar die Zähne reagieren empfindlich oder tun weh. Meist ist die Zunge gelblich belegt.
> Dosierung: 2-mal täglich 5 Globuli, 10 Tage lang (Seite 33/34).

Mercurius jodatus flavus D12
Sie haben ständig Schluckbeschwerden auf der rechten Seite: Der Schmerz und die Schwellung der Lymphknoten sind ganz deutlich an dieser Halsseite zu spüren, eindeutig ist auch die rechte Mandel vergrößert. Wird die Entzündung akuter, schmerzt häufig die gesamte rechte Gesichtshälfte, auch das Ohr kann wehtun. Die Zunge hat häufig einen dicken, gelblichen Belag, und Sie bemerken einen unangenehmen, trockenen Mundgeschmack.
> Dosierung: 2-mal täglich 5 Globuli, 10 Tage lang (Seite 33/34).

Calcium jodatum D12
Jeder Infekt schlägt sich bei Ihnen auf die Mandeln. Sie leiden unter starken Schluckbeschwerden, die meistens zu einer Mandelentzündung führen. Gleichzeitig schwellen die Lymphknoten

---

IHR HAUPTMITTEL IN PHASE 1
Folgende Mittel können bei Halsbeschwerden für die Aktivierungs-Phase 1 infrage kommen:
> Magnesium fluoratum
> Okoubaka
> Propolis

Bitte vergleichen Sie auch die anderen ab Seite 40 genannten Mittel.

MANDELN ALS STÖRFELDER

Die Rachenmandeln sind ein wichtiger Schutzschild gegen Erreger. Bei einem akuten Infekt vergrößern sie sich – wir bemerken das an den typischen Schluckbeschwerden. Bedingt durch wiederkehrende Entzündungen, können die Mandeln sich generell vergrößern und chronisch entzündet sein. Damit werden sie zu Störfeldern, die das Allgemeinbefinden beeinträchtigen und die Infektanfälligkeit erhöhen.

am Hals an und tun weh. Sie haben den Eindruck, dass diese ständig vergrößert sind. Immer wieder fällt Ihnen neben dem unangenehmen Mundgeruch auf, dass Sie überwiegend durch den Mund atmen. Nachts schnarchen Sie.

Das eigentliche Problem sind die anhaltend stark vergrößerten und zerklüfteten Mandeln (siehe Kasten links). Das Mittel bewährt sich auch bei (Klein-)Kindern, die wegen vergrößerter Mandeln immer wieder eine Entzündung bekommen. Calcium jodatum kann hier, längerfristig gegeben, gegensteuern.
› Dosierung: 2-mal täglich 5 Globuli, mehrere Monate lang nach dem 3-Wochen-Schema (siehe Seite 33/34).

Phytolacca D6

Sie haben immer wieder Schluckbeschwerden, oft »aus heiterem Himmel« oder »beim geringsten Windhauch«. Dabei strahlen die Schmerzen häufig bis zu den Ohren aus. Am Hals können einzelne Lymphknoten vergrößert sein und bei Berührung schmerzen. Die Rachenschleimhaut ist (dunkel)rot. Manchmal haben Sie auch Probleme mit schmerzenden Gelenken, sodass Ihnen jede Bewegung schwerfällt.
› Dosierung: 3-mal täglich 5 Globuli (siehe Seite 33/34).

Schilddrüse

Ihre bisherigen Beschwerden: Sie sind nervös, regen sich schnell auf und können sehr emotional werden. Oft verstehen Sie selbst nicht, weshalb Sie grundlos so gestresst reagieren. Möglich ist auch, dass Sie eine allmähliche Zunahme Ihres Körpergewichts beobachten, jedoch ohne dass sich Ihr Essverhalten geändert hat. Ihre Verdauung hat sich verlangsamt, und insgesamt fühlen Sie sich viel weniger leistungsfähig als sonst. Sie sind meist müde und ohne Energie.

Erst eine Untersuchung ergab, dass Sie an einer Überfunktion oder Unterfunktion der Schilddrüse leiden. Die Blutuntersuchung wies außerdem auf eine Schilddrüsenentzündung (Thyreoiditis) hin. Die häufigste Form ist die Hashimoto-Thyreoiditis, eine Autoimmunerkrankung, die zu einer Unterfunktion der

Schilddrüse führen kann. Es gibt aber auch Verläufe, bei denen die Schilddrüse trotz Entzündung in ausreichender Menge Hormone produziert.

Bitte nehmen Sie unbedingt die vom Arzt verordneten Medikamente, ein eigenmächtiges Absetzen könnte zu einer hormonellen Entgleisung führen. Jedoch können Sie die Homöopathie therapiegestützt anwenden, ohne das Risiko von Wechselwirkungen mit den (Schilddrüsen-)Arzneien.

Ihr persönlicher Gesundheitsweg
Ferrum jodatum D12

Sie fühlen sich allgemein rasch erschöpft, lassen sich von anderen schnell provozieren, und Ihre Gesichtsfarbe wechselt oft von hektischer Röte zu fahler Blässe. Zeitweise spüren Sie heftiges Herzklopfen. An der Schilddrüse haben Sie manchmal ein Druckgefühl, und sie scheint vergrößert zu sein. Auch Ihre Augen treten deutlich hervor, sie brennen und neigen zu Entzündungen.

Hormonell bedingt besteht bei Frauen ein enger Zusammenhang zwischen Schilddrüse und Gebärmutter. Deshalb bewährt sich Ferrum jodatum auch, wenn die Schilddrüsenfehlfunktion mit Beschwerden des Unterleibs einhergeht – sei es eine Störung der Regelblutung oder ein Myom.

> Dosierung: 2-mal täglich 5 Globuli (siehe Seite 33/34).
> Fragen Sie Ihren Arzt unbedingt nach möglichen Ursachen für die Schilddrüsenentzündung. Wenn diese nach einem Virusinfekt aufgetreten ist, dann sollten Sie statt Ferrum jodatum das Mittel **Magnesium jodatum D12** nehmen, 2-mal täglich 5 Globuli.

Flor de piedra D6

Insgesamt fühlen Sie sich wenig leistungsfähig und sind oft so müde, dass Sie im Stehen schlafen könnten. Auch morgens geht es Ihnen nicht besser. Sie haben den Eindruck, die Schilddrüse habe sich vergrößert, führe sogar zu Schluckbeschwerden. Sie nehmen an Gewicht zu und fühlen sich nicht wohl in Ihrer Haut. Auch Hautjucken und Ausschlag können auftreten.

> Dosierung: 3-mal täglich 5 Globuli (siehe Seite 33/34).

IHR HAUPTMITTEL IN PHASE 1

Folgende Mittel können bei Problemen mit der Schilddrüse für die Aktivierungs-Phase 1 infrage kommen:
> Nux vomica
> Magnesium fluoratum
> Okoubaka
> Propolis

Bitte vergleichen Sie auch die anderen ab Seite 40 genannten Mittel.

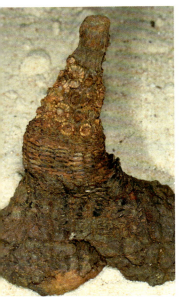

Flor de piedra wird aus der Steinblüte (Lophophytum leandri) gewonnen. Sie ist in den Tropenwäldern Südamerikas heimisch und nutzt die Wurzeln mancher Baumarten als Wirtspflanze. Das homöopathische Mittel setzt man bei Leber- und Schilddrüsenfunktionsstörungen ein – D6 bei einer Unter-, D12 bei einer Überfunktion.

Flor de piedra D12

Ihre Hibbeligkeit geht Ihnen teilweise selbst auf die Nerven. Sie fühlen sich innerlich sehr unruhig, fast wie gejagt, und können sich gar nicht mehr entspannen. Ihre Schilddrüse drückt und bedrückt Sie. Alles ist zu viel, zumal Sie auch unter Herzjagen und regelrechten Schweißausbrüchen leiden. Hinzu können migräneartige Kopfschmerzen kommen.
> Dosierung: 2-mal täglich 5 Globuli (siehe Seite 33/34).

Weibliche Brustdrüse

Ihre bisherigen Beschwerden: Sie waren beim Frauenarzt, denn es hat Sie beunruhigt, dass Ihre Brüste schon einige Tage vor der Periode deutlich größer werden und sehr berührungsempfindlich sind. Die sorgfältige Untersuchung gab Ihnen Gewissheit, dass nichts Schwerwiegendes dahintersteckt, sondern »nur« ein prämenstruelles Syndrom (PMS, Seite 70). Dennoch sind die Beschwerden unangenehm schmerzhaft. Auch die tastbaren Knötchen an der Brust wurden untersucht. Die Sonografie (Ultraschalluntersuchung) sowie eventuell eine Mammografie gaben Entwarnung. Die tastbaren Stellen sind eindeutig gutartige Zysten. Ihr Frauenarzt gab Ihnen vielleicht sogar den Tipp, dass für deren Behandlung die Homöopathie besonders gut geeignet sei.
Übrigens: Sie (und Ihr Partner) sind mit Ihrer Brust zufrieden, doch etwas straffer könnte sie schon sein? Auch hier kann Ihnen die Homöopathie weiterhelfen, lesen Sie mehr dazu unter dem Stichpunkt »Lymphsystem, Bindegewebe« ab Seite 78.

Ihr persönlicher Gesundheitsweg
Phytolacca D6

Zunächst waren Sie verunsichert, Ihr Frauenarzt konnte Sie dann aber nach eingehender Untersuchung beruhigen, dass die kleinen Knötchen in der Brustdrüse harmlos sind. Ihnen ist auch aufgefallen, dass diese Stellen stets in der zweiten Zyklushälfte deutlicher zu ertasten sind als in den ersten Zyklustagen.
Die gutartigen Veränderungen in der Brustdrüse können durchaus nach Absetzen der Pille oder aber als frühes Zeichen der

DIE MACHT DER HORMONE

Bis jetzt sind rund 150 Hormone bekannt, und es gibt vermutlich viele weitere Botenstoffe, die in einem hochkomplexen Zusammenspiel unzählige Abläufe von Körper und Geist steuern. Im Laufe der Jahre ändern sich die Blutspiegel der meisten Hormone. Vor allem bei Frauen ab 35 gerät der Hormonhaushalt phasenweise aus dem Gleichgewicht. Pflanzliche Präparate können Schwankungen gut ausbalancieren. Bekannt ist die Wirkung von Mönchspfeffer bei Wassereinlagerungen oder Brustspannen. Psychische Beschwerden bekommt man mit Baldrian, Hopfen oder Johanniskraut in den Griff. Die Inhaltsstoffe von Soja, Rotklee und Nachtkerzenöl können nicht nur Hitzewallungen eindämmen, sondern das Risiko für Osteoporose und Arteriosklerose mindern.

Wechseljahre vermehrt auftreten. Wichtig ist die regelmäßige Kontrolle durch den Arzt!
› Dosierung: 3-mal täglich 5 Globuli (siehe Seite 33/34).

Conium D6
Sie haben eher kleine Brüste, sodass Sie die knotigen Veränderungen deutlich ertasten können. Die Größe der Knötchen ändert sich im Verlauf des Zyklus.
Wenn Sie keine Periodenblutung mehr haben: Mal mehr, mal weniger können Sie einzelne oder mehrere Knötchen spüren – Ihr Arzt hat Ihnen bereits erläutert, diese seien harmlos.
› Dosierung: 3-mal täglich 5 Globuli (siehe Seite 33/34).
› Um die Beschwerden zu bessern, können Sie mit **Conium-Salbe** (aus der Apotheke) nachhelfen. Massieren Sie Ihre Brüste mit je einer kleinen Menge Salbe in kreisenden Bewegungen von der Brustwarze bis in die Achselhöhle.

Lac caninum D12
Je näher der Zeitpunkt der Periodenblutung rückt, desto spürbarer sind die Beschwerden: Ihre Brüste werden deutlich größer,

---

IHR HAUPTMITTEL IN PHASE 1
Folgende Mittel können bei PMS-bedingten Brustbeschwerden für die Aktivierungs-Phase 1 infrage kommen:
› Nux vomica
› Arnica
› Staphisagria
Bitte vergleichen Sie auch die anderen ab Seite 40 genannten Mittel.

schwellen an; sogar den BH empfinden Sie als unangenehm schmerzhaft. Überhaupt tut jede Berührung weh. Nach der Periodenblutung klingen die Beschwerden wieder ab.
> Dosierung: 2-mal täglich 5 Globuli, vom 14. Zyklustag an bis zum Eintritt der Blutung, über mindestens 3 Zyklen.

Pulsatilla D12

Die Tage vor den Tagen empfinden Sie immer als belastend. Sie können grundlos in Tränen ausbrechen und gleich danach wieder über sich selbst lachen. Ihre Stimmung fährt regelrecht Karussell. Es ist auch wie verhext: Mal haben Sie Schmerzen im Unterleib, dann in den Brüsten. Und bei der nächsten Periodenblutung ist es wieder andersherum. Auch Ihr Zyklus schwankt, manchmal ist er verkürzt, dann wieder länger.
> Dosierung: 2-mal täglich 5 Globuli, vom 14. Zyklustag an bis zum Eintritt der Blutung, über mindestens 3 Zyklen.

Wenn nach Absetzen der Pille die Periodenblutung unregelmäßig eintritt oder sich überhaupt keine Blutung einstellt, dann ist Pulsatilla ein hervorragendes Mittel, um die hormonelle Dysbalance wieder zu regulieren.
> Dosierung: 2-mal täglich 5 Globuli (siehe Seite 33/34), mindestens 3 Monate lang.

TIPP: Aromatherapiebad
Mischen Sie 250 g Bittersalz (aus der Apotheke) mit 10 Tropfen Lavendelöl und 5 Tropfen Muskatellersalbeiöl. Geben Sie alles ins warme Badewasser und bleiben Sie 20 Minuten lang in der Wanne. Die Inhaltsstoffe helfen bei emotionaler Anspannung.

PMS – PRÄMENSTRUELLES SYNDROM

Ein Ungleichgewicht von Hormonen – vor allem ein Überschuss an Östrogen im Verhältnis zu Progesteron – verursacht die Beschwerden des prämenstruellen Syndroms (PMS). Typische Symptome sind Stimmungsschwankungen, Müdigkeit, empfindliche Brüste und Kopfschmerzen. Neben regelmäßiger Bewegung (Training senkt den Östrogenspiegel) ist eine langfristige Ernährungsumstellung sinnvoll. Denn Koffein, gehärtete Fette, rotes Fleisch, Zucker und Alkohol regen die Östrogenbildung an und verstärken die Beschwerden. Empfehlenswert ist eine ballaststoffreiche Kost mit vielen Hülsenfrüchten, Gemüsen und Vollkornprodukten.

Atemwege, Bronchien

Ihre bisherigen Beschwerden: Sobald in Ihrer Umgebung jemand niest oder hustet, fangen Sie sich ebenfalls eine Erkältung ein – da können Sie fast sicher sein. Ganz offensichtlich sind die Bronchien Ihre Schwachstelle. Sie beginnen zu husten, und nach ein bis zwei Tagen bildet sich viel Schleim, der sich nur schwer löst. Dadurch kommt es zu ständigen Hustenattacken, die sogar so weit gehen können, dass Ihnen regelrecht die Luft genommen wird. Ihr Arzt hat Sie vermutlich schon mehrfach darauf hingewiesen, dass die Beschwerden an der Lunge chronisch werden können. Das gilt besonders, wenn Sie schon mal eine Lungenentzündung oder in früheren Jahren immer wieder Entzündungen der Nasennebenhöhlen hatten.

Sie fühlen sich bei der Schilderung an die Beschwerden erinnert, unter denen Ihr Kind seit einiger Zeit leidet? Sobald ein Infekt auftritt, sind Sie schnell mit Inhalationen zur Hand, die die Bronchien erweitern? Sehr wahrscheinlich hat Ihr Kinderarzt von einem irritablen Bronchialsystem gesprochen. Der geringste Infekt löst bei Ihrem Kind eine Bronchitis aus. Das Geschehen ist Ausdruck einer geschwächten Abwehr, die Sie jedoch mithilfe der Homöopathie nachhaltig stabilisieren können. Wie Sie die Mittel bei Kindern dosieren, steht auf Seite 33 im Kasten.

Ihr persönlicher Gesundheitsweg
Wyethia D6

Auch von anderen werden Sie zunehmend darauf angesprochen, ob Sie schon wieder erkältet seien: Das ständige Räuspern ist nicht nur lästig, es strapaziert auch Ihre Stimmbänder, sodass Sie häufig eine raue, fast heiser klingende Stimme haben. Unangenehm sind auch der Juckreiz im Rachen sowie das Gefühl von trockener und brennender Mund- und Rachenschleimhaut. Sobald Sie sich freihusten, löst sich Schleim, ansonsten klingt der Husten eher hart und trocken.

Die Ursache für die Beschwerden können ein Infekt oder eine Allergie sein; für beide Situationen bewährt sich Wyethia.
> Dosierung: 3-mal täglich 5 Globuli (siehe Seite 33/34).

IHR HAUPTMITTEL IN PHASE 1

Folgende Mittel können bei Husten für die Aktivierungs-Phase 1 infrage kommen:
> Magnesium fluoratum
> Okoubaka
> Acidum formicicum
> Thuja

Bitte vergleichen Sie auch die anderen ab Seite 40 genannten Mittel.

Sticta D6

Wenn Sie eine Erkältung haben, dann ist der Verlauf bereits vorprogrammiert: Es beginnt meist mit Halsweh und einem dünnflüssigen Schnupfen, der nach kurzer Zeit richtig zäh wird; oft verfärbt sich der Nasenschleim auch. Danach kommt der Husten, der anfangs eher trocken ist und bellend klingt, anschließend richtig verschleimt. Diesen Verlauf nennt man einen absteigenden Infekt: Oben beginnt er, unten endet er.

> Dosierung: 3-mal täglich 5 Globuli (siehe Seite 33/34), am ersten und zweiten Krankheitstag 4- bis 5-mal einnehmen. Nehmen Sie das Mittel in der Akutphase zusätzlich zu den Medikamenten, die Ihnen vom Arzt verordnet wurden.

Senega D6

Die Bronchien sind eindeutig Ihre Schwachstelle. Auch ohne Erkältung haben Sie ständig einen Hustenreiz. Meist fühlt er sich rau an, manchmal kommt Schleim, häufig ist das Ganze mit Atemnot verbunden. Verständlich, dass bei einem akuten Infekt die Atemwegsbeschwerden noch zunehmen.

> Dosierung: 3-mal täglich 5 Globuli (siehe Seite 33/34), am ersten und zweiten Krankheitstag 4- bis 5-mal einnehmen. Nehmen Sie das Mittel zusätzlich zu den vom Arzt verordneten Medikamenten ein, um Ihre Atemwege zu stabilisieren. Das Mittel bewährt sich auch bei chronischer Bronchitis.

BRONCHITIS

Eine Bronchitis ist eine Schleimhautentzündung der Bronchien und folgt meist auf eine Infektion der oberen Atemwege. Sie kann chronisch werden und sich durch eine Erkältung, durch Rauch oder Luftverschmutzung verschlimmern. Husten, Fieber, Brustschmerzen und schweres Atmen sind typische Symptome. Schleim, der beim Husten hochkommt, darf übrigens nicht unterdrückt werden. Der Körper versucht auf diese Weise, die Lunge von Bakterien und Schleim zu befreien.

TIPP: Zwiebel-Honig-Sirup

Die in der Zwiebel enthaltenen Harze sind antimikrobiell und wirken genau wie der Honig schleimlösend. So wird's gemacht: Eine große Zwiebel schälen und fein schneiden, in einen Topf geben. Mit Honig bedecken und zugedeckt bei niedriger Temperatur rund 45 Minuten erwärmen. Abkühlen lassen und in einem Glasgefäß im Kühlschrank aufbewahren. Halbstündlich 1 TL nehmen, bis der Husten abklingt.

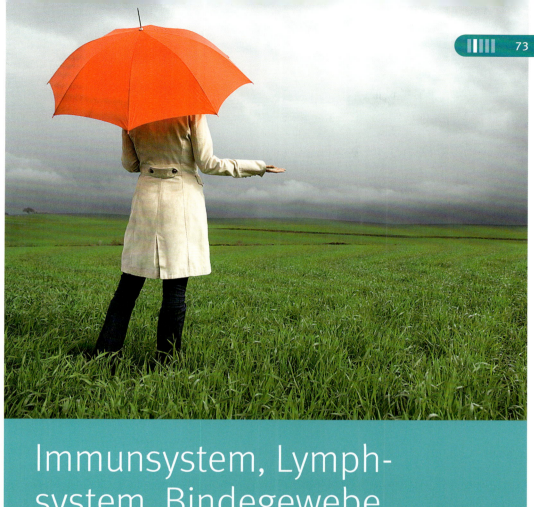

Immunsystem, Lymphsystem, Bindegewebe

Unter dem Stichwort Immunsystem werden zwei spezielle Themenkreise behandelt: Allergien der Atemwege und umweltbedingte Erkrankungen. Vor allem Letztere können sehr unterschiedliche Beschwerden verursachen, sowohl auf emotionaler als auch auf körperlicher Ebene.

Treten bei Ihnen die Beschwerden typischerweise an einem bestimmten Organ auf, wie etwa dem Darm oder an der Haut, dann lesen Sie bitte auch unter dem jeweiligen Stichwort nach.

Allergische Erkrankungen (Heuschnupfen)

Ihre bisherigen Beschwerden: Frühjahr und Frühsommer sind wunderbar – nur leider nicht für Sie. Alle Jahre wieder haben Sie mit Heuschnupfen zu kämpfen. Verlauf und Ausprägung der Beschwerden sind unterschiedlich: Mal sind die Beeinträchtigungen an den Augen, der Nase, den Bronchien und der Haut weniger stark ausgeprägt, dann wieder gibt es Jahre, in denen die Beschwerden bereits Ende Dezember/Anfang Januar einsetzen. Sie fragen sich dann, ob Sie eine »normale« Erkältung haben oder ob bereits die allerersten Frühblüher den Heuschnupfen auslösen.

Ihr Arzt hat Ihnen nach dem Allergietest gesagt, dass aus schulmedizinischer Sicht eine Hyposensibilisierung über drei Jahre infrage kommt. Bei ganz akuten Beschwerden könnten Sie ein Antiallergikum einnehmen, was allerdings Müdigkeit verursacht. Auch hier gilt: Das eine tun, ohne das andere zu lassen. Selbstverständlich können Sie bei allergischen Erkrankungen die Homöopathie zusätzlich zu einer schulmedizinischen Therapie anwenden. (Näheres zur Behandlung allergischer Hautreaktionen finden Sie ab Seite 100).

Ihr persönlicher Gesundheitsweg
Arundo D6
Dieser Juckreiz ist einfach unerträglich. Am liebsten würden Sie sich den Gaumen aufkratzen; die Gehörgänge jucken genauso wie der Hals, ja die gesamte Haut zwingt Sie zum Kratzen. Zugleich tränen die Augen, und Sie haben einen Fließschnupfen.
> Dosierung: 3-mal täglich 5 Globuli (siehe Seite 33/34), bei akuten Beschwerden bis zu 5-mal täglich, bis diese wieder abklingen.

Galphimia D6
Ihre Beschwerden lassen sich überschreiben mit »Alles fließt«: Die Augen tränen unablässig, was durch das juckreizbedingte Reiben noch verstärkt wird. Hinzu kommen der Nasenfluss, der einfach nicht aufhören will, und häufiges Niesen. An manchen Tagen legt sich die Allergie auch auf die Bronchien, sodass Sie Atembeschwerden haben.

IHR HAUPTMITTEL IN PHASE 1

Folgende Mittel können bei Allergien für die Aktivierungs-Phase 1 infrage kommen:
> Sulfur
> Nux vomica
> Acidum formicicum
> Propolis

Bitte vergleichen Sie auch die anderen ab Seite 40 genannten Mittel.

> Dosierung: 3-mal täglich 5 Globuli (siehe Seite 33/34), bei akuten Beschwerden bis zu 5-mal täglich, bis diese wieder abklingen.

Luffa D6

Die Nase ist meist verlegt, Sie können kaum atmen. Wenn Sie sich die Nase putzen, dann ist der Nasenschleim sehr zäh, oft auch verfärbt. Der gesamte Kopf tut Ihnen weh, Sie fühlen sich »wie voll«. Dann wieder sind die Nasenschleimhäute trocken und borkig, sodass das Einatmen schmerzt.
> Dosierung: 3-mal täglich 5 Globuli (siehe Seite 33/34), bei akuten Beschwerden bis zu 5-mal täglich, bis diese wieder abklingen.
Lesen Sie mehr zu Luffa unter dem Stichwort »Nase und Nasennebenhöhlen« (Seite 64), vor allem über die Wirkung von Luffa D12 bei allergisch bedingtem Fließschnupfen, etwa bei einer Tierhaarallergie.

TIPP: Honig und Zitronen
> Essen Sie regelmäßig Honig, der von Bienen aus der näheren Umgebung stammt – das kann gegen Pollen in Ihrem Umfeld desensibilisieren.
> Die in Zitrusschalen enthaltenen Flavonoide helfen, allergische Symptome zu lindern. Waschen Sie unbehandelte Orangen und Zitronen, schneiden Sie die Schale und die weiße Innenhaut klein. Alles in einem Topf mit Wasser bedecken. Zugedeckt 10 Minuten köcheln lassen. Die Mischung mit Honig süßen, 3-mal täglich 1 TL einnehmen.

Sabadilla D6

Sehr typisch sind bei Ihnen Schnupfen und Niesen – oft entladen sich regelrechte Salven, und Sie können die Niesattacken kaum in den Griff bekommen. Morgens ist Ihre Nase häufig zu, dann fließt der Schleim zunächst, wird aber bald darauf richtig dick und zäh. Sie wissen, dass Sie sehr geruchsempfindlich sind und vor allem auch auf Parfüm und Blumendüfte allergisch reagieren. Auch wenn Sie unter einer Allergie auf Hausstaubmilben leiden (vergleiche Luffa D12, Seite 64), empfindlich auf Feinstaub oder ozonhaltige Luft reagieren, hilft Ihnen Sabadilla, diese Überreaktion abzubauen.
> Dosierung: 3-mal täglich 5 Globuli, 2 bis 3 Monate lang (siehe Seite 33/34), bei akuten Beschwerden bis zu 5-mal täglich.
> Bei einer Hausstaubmilbenallergie können Sie übrigens Sabadilla D6 und Luffa D6 im Wechsel jeweils 3 Wochen lang über 3 Monate hinweg einnehmen.

Umweltbedingte Erkrankungen

Ihre bisherigen Beschwerden: Sie haben verschiedenste Symptome körperlicher Art. Mal sind die Augen stark gerötet und gereizt, und Sie haben das Gefühl, dass die Schleimhäute, auch im Mund und Rachen, wie ausgetrocknet sind. Dann wieder meldet sich die Haut mit Unreinheiten, die Ihre Kosmetikerin nur bedingt in den Griff bekommt. Oder es treten Schmerzen in den Gelenken auf, und die Muskulatur verspannt sich. Zu allem kommt noch, das Ihr Allgemeinbefinden phasenweise stark beeinträchtigt ist – Sie fühlen sich nicht leistungsfähig und sind immer wieder müde, geschwächt und abgeschlagen. Sie haben manchmal das Gefühl, wie ein Schwerstarbeiter geschuftet zu haben. Erschwerend ist dabei auch noch Ihre Stimmungslage, die teilweise miserabel ist. Sie fühlen sich oft nicht ernst genommen, wenn Sie Ihre Beschwerden schildern oder einfach nur sagen, dass es Ihnen nicht gut gehe. Von Ärzten mussten Sie immer wieder hören, die Beschwerden seien unspezifisch, und trotz vielfältiger Untersuchungen konnte keine Ursache gefunden werden.

Wichtig: Bei den Beschwerden, die mit Umweltbelastungen zusammenhängen, ist die erste Phase zur Aktivierung Ihrer körpereigenen Abwehr- und Heilungskräfte besonders wichtig, damit in der zweiten Phase die Entschlackung und Entgiftung und somit die Regulierung optimal erfolgen kann.

Lesen Sie zunächst alle folgenden Mittelbeschreibungen. Wenn Sie sich hier nicht angesprochen fühlen, dann lesen Sie bitte die Mittel des Organbereichs, der Ihnen am meisten Beschwerden macht. Wenn zum Beispiel insbesondere die Haut immer wieder reagiert, schauen Sie unter dem Stichwort »Allergische Hautreaktion« nach (Seite 100).

Ihr persönlicher Gesundheitsweg
Carduus D6
Sie empfinden phasenweise eine unerklärliche Müdigkeit, sind einfach »fertig«, fühlen sich abgeschlagen und bedrückt. Auch Ihr Appetit lässt zu wünschen übrig, und Ihnen ist häufig übel. Sie haben einen pappigen Mundgeschmack; am Zungenrand zeigen

---

IHR HAUPTMITTEL IN PHASE 1

Folgende Mittel können bei Umweltbelastungen für die Aktivierungs-Phase 1 infrage kommen:
> Sulfur
> Acidum formicicum
> Propolis

Bitte vergleichen Sie auch die anderen ab Seite 40 genannten Mittel.

sich die Zahnabdrücke. Oft ist der Stuhl hellgrau. Ihre Leberwerte sind erhöht – ein Hinweis, dass die Entgiftungsfunktion der Leber überfordert ist; dann ist Carduus ein wichtiges Mittel zur Regulierung des Organs.
> Dosierung: 3-mal täglich 5 Globuli (siehe Seite 33/34).

Crataegus D6

Aus heiterem Himmel verspüren Sie Herzjagen, und Sie haben das Gefühl, das Pochen bis in den Kopf zu spüren. Im Liegen hören Sie das Klopfen sogar in den Ohren. Sie bemerken auch, dass der Pulsschlag manchmal ganz unregelmäßig ist. Der Blutdruck kann wechselnd sein, mal hoch, mal niedrig, was mit Schwindelgefühl und Unwohlsein einhergeht.
Unerklärliches Herzstolpern (»Rumpeln«) ist übrigens gar nicht selten durch Elektrosmog mitverursacht (siehe Kasten rechts).
Crataegus ist sowohl bei Herz- und Kreislaufbeschwerden ein bewährtes Mittel als auch bei ungeklärtem Hautjucken und Ausschlag, hinter dem eine Unverträglichkeitsreaktion stecken kann.
> Dosierung: 3-mal täglich 5 Globuli (siehe Seite 33/34).

Nux moschata D12

Belastend sind die ständig trockenen Schleimhäute im Mund- und Rachenraum sowie in der Nase, die wie verstopft ist. Sie haben einen pappigen Geschmack im Mund und unangenehmen Mundgeruch. Auch haben Sie das Gefühl, als seien Ihre Verdauungssäfte wie »eingetrocknet«. Ständiges Aufstoßen und Blähungen stören. Obwohl der Stuhl weich ist, dauern die Toilettengänge eher längere Zeit. Manchmal haben Sie ein Druckgefühl am Herzen, oft ist Ihnen auch schwindelig. Allgemein fühlen Sie sich ständig müde.
> Dosierung: 2-mal täglich 5 Globuli (siehe Seite 33/34).

> **TIPP: Elektrosmog**
>
> Ein sensibles Thema ist die gefühlte Belastung durch Elektrosmog. Die Strahlung sieht man nicht, aber es gibt sensitive Menschen, die darunter leiden. Sie spüren ein oft nicht genau zu beschreibendes Missempfinden, wenn sie zu lange Zeit am Bildschirm arbeiten oder mit einem Handy telefonieren – »Spannung liegt in der Luft« ...
> Wer damit Probleme hat, für den ist **Acidum formicicum D12** (2-mal täglich 5 Globuli) ein bewährtes Mittel. Es hilft ganz allgemein, allergische Reaktionen auf die unterschiedlichsten Substanzen abzubauen. Nehmen Sie das Mittel 2 Monate lang gemäß dem Schema auf Seite 34 ein.

Acidum nitricum D12

Sie haben den Eindruck, zu viel Speichel zu produzieren. Und er hat oft einen merkwürdig metallischen Geschmack. Die Mundschleimhäute sind manchmal wie wund und »geätzt«. Ein leidiges Problem sind auch die Mundwinkel, die meist wund sind und einfach nicht heilen wollen.

Anhaltender oder immer wieder phasenweise auftretender Speichelfluss kann seine Ursache in alten Amalgamfüllungen der Zähne haben. Oft sind damit Zahnfleischbluten und Bläschen auf der Mundschleimhaut (Aphthen) verbunden. Sprechen Sie das Thema unbedingt bei Ihrem nächsten Zahnarztbesuch an!

> Dosierung: 2-mal täglich 5 Globuli (siehe Seite 33/34).

Lymphsystem, Bindegewebe

Ihre bisherigen Beschwerden: Seit einiger Zeit stellen Sie fest, dass das Bindegewebe nicht mehr so straff ist wie früher. Ihr kritischer Blick fällt auch auf Ihre Brüste. Irgendwie wirkt die gesamte Haut teigig. Oder Sie leiden unter geschwollenen Beinen, Füßen und Händen. Diese Lymphschwellungen wurden vom Arzt untersucht, es wurde jedoch keine organische Ursache gefunden. Dennoch sind die Stauungen nicht nur belastend, sie verursachen ein schweres Gefühl und schränken Sie in Ihrer Bewegungsfähigkeit ein. Teilweise leiden Sie auch unter einem schmerzhaften Spannungsgefühl. Bislang bringt nur konsequente Lymphdrainage eine gewisse Erleichterung.

Lymphschwellungen können auch durch eine Operation oder durch Medikamente bedingt sein, insbesondere bestimmte Herzmedikamente sowie Cortisonpräparate. Setzen Sie diese Arzneimittel dennoch keinesfalls ab! Um den Lymphfluss anzuregen, können Sie unterstützend ein homöopathisches Arzneimittel anwenden – ohne Gefahr von Wechselwirkungen.

Unser Lymphsystem und das Bindegewebe stehen in einem engen wechselseitigen Zusammenhang. Gerade dort lagern sich Schlacken ab, weshalb Ihr Therapeut bei der Untersuchung von einem »teigigen Gewebe« spricht. Sie selbst haben an sich schon Anzeichen für eine beginnende Cellulite entdeckt. Dies ist auch

---

IHR HAUPTMITTEL IN PHASE 1

Folgende Mittel können bei Beschwerden des Bindegewebes und Lymphsystems für die Aktivierungs-Phase 1 infrage kommen:
> Sulfur
> Magnesium fluoratum
> Propolis
> Staphisagria

Bitte vergleichen Sie auch die anderen ab Seite 40 genannten Mittel.

Immunsystem, Lymphsystem, Bindegewebe

TIPP: Das Bindegewebe frühzeitig stärken

Eine gesunde Lebens- und Ernährungsweise sowie sportliche Betätigung sind notwendig, um einer Bindegewebsschwäche vorzubeugen. Die frühzeitige Pflege und Stärkung empfiehlt sich vor allem dann, wenn Eltern oder Geschwister auch unter einer Schwäche leiden.

> Sinnvoll ist das gezielte Anregen der Nierenausscheidung, weshalb sich zunächst für die Entschlackung **Berberis vulgaris D6** besonders gut eignet. Das homöopathische Mittel aus der Berberitze (auch Sauerdorn genannt, siehe Foto) regt Galle und Nieren an und hilft, Schlacken auszuscheiden. Dosierung: 3-mal täglich 5 Globuli gemäß dem Schema auf Seite 34, über 2 Monate. Anschließend folgt das für Sie geeignete Mittel der Phase 2.

> Unterstützen Sie die Heilkraft der Homöopathie auch durch ausreichende Flüssigkeitszufuhr.

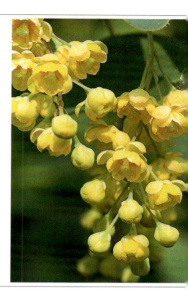

als Hinweis zu verstehen, dass sich dort Schlacken und Ablagerungen bilden.

Ein wichtiger Bestandteil des Lymphsystems sind die Lymphknoten. Sie schwellen vor allem bei akuten Entzündungen an und können dann auch anhaltend schmerzen – übrigens ist das ein deutlicher Hinweis auf eine chronische Entzündung. Nehmen Sie deshalb unbedingt medizinische Hilfe in Anspruch, um das Geschehen abzuklären.

Ihr persönlicher Gesundheitsweg
Apis D6

Immer wieder haben Sie Lymphschwellungen, weshalb Sie auch schon beim Arzt waren. Die Schwellungen treten im Gesicht auf, wobei hier vor allem die Region um die Augen sowie die Oberlider betroffen sind. Sie beobachten auch, dass Ihre Beine, ja sogar die Fußrücken, oft angeschwollen sind. An manchen Tagen haben Sie das Gefühl, zu viel Wasser im ganzen Körper zu haben.

Bestimmte Herzmedikamente – sogenannte ACE-Hemmer – können Wassereinlagerung und Lymphschwellungen in den Beinen verursachen. Sprechen Sie Ihren Arzt unbedingt darauf an. Apis kann Ihnen helfen, die Ausscheidung über die Nieren anzuregen und die Schwellungen zu reduzieren.

> Dosierung: 3-mal täglich 5 Globuli (siehe Seite 33/34), 3 Wochen lang; anschließend nehmen Sie Natrium sulfuricum D12 (siehe unten) ebenfalls 3 Wochen lang, um die Lymphstauungen abzubauen. Wichtig ist dann noch ein typgerechtes Stabilisieren, wie es in Phase 3 beschrieben ist (Seite 115).

Natrium sulfuricum D12

In der letzten Zeit haben Sie stetig an Gewicht zugenommen, und Sie waren deshalb vielleicht schon bei einem Therapeuten. Die Ursache: Sie lagern zu viel Flüssigkeit ein, das Gewebe sieht schwammig aus, insgesamt fühlen Sie sich wie aufgeschwemmt. Zunehmend stört Sie die Orangenhaut (Cellulite), vor allem an den Oberschenkeln.

Das Mittel bewährt sich auch, wenn die Lymphstauungen durch eine Stoffwechselstörung oder eine mangelnde Leberfunktion bedingt sind. Falls Sie sonstige Medikamente einnehmen müssen, können Sie zusätzlich Natrium sulfuricum zur vermehrten Ausschwemmung anwenden.

> Dosierung: 2-mal täglich 5 Globuli (siehe Seite 33/34).

Sabdariffa D6

Sie leiden unter Schwellungen der Arme und Hände, aber auch die Fußknöchel und Beine sind oft dick. Diese Lymphstauungen können einseitig sein, aber auch an beiden Seiten auftreten. Die Ursache ist oft nicht bekannt. Die Schwellungen an Hand und Arm können aber beispielsweise in Zusammenhang mit einer Operation stehen, etwa an der Brustdrüse.

> Dosierung: 3-mal täglich 5 Globuli (siehe Seite 33/34).

> Wenn Sie Lymphdrainagen bekommen, beispielsweise nach einer Brustoperation, können Sie als unterstützende Maßnahme den Arm auch 1- bis 2-mal täglich mit Sabdariffa-Salbe (aus der Apotheke) einreiben; die Salbe hilft, den Lymphabfluss im Gewebe anzuregen.

TIPP: Venentraining
Kalte Güsse trainieren die Gefäße, helfen bei Stauungen oder Venenentzündung: Einen kühlen Wasserstrahl vom rechten kleinen Zeh aus an der Außenseite des Beins bis über das Knie führen und über die Beininnenseite zurück nach unten. Den Guss ebenso am linken Bein durchführen. 3-mal wiederholen, dann die Beine abtrocknen und warme Strümpfe anziehen.

Silicea D12

Das Bindegewebe und die Brüste, Ihre Haut, die Haare und Nägel sind Ihre Schwachstellen. Die nachlassende Elastizität zeigt sich in zunehmenden Krähenfüßen um die Augen, generell nimmt die Fältchenbildung zu. Oder aber die Bindegewebsschwäche drückt sich in Venenbeschwerden und der zunehmenden Bildung von Krampfadern aus.

Mit Silicea haben Sie ein wertvolles Mittel, das spezifisch auf die Haut und das Bindegewebe wirkt und mithilft, die Straffheit und Elastizität zu erhalten. Es unterstützt die Narbenheilung, beugt dem Alterungsprozess der Haut vor und stärkt die sogenannten Repair-Mechanismen (Selbstheilungskräfte) der Haut. Es kann auch bei Cellulite helfen.

› Dosierung: 2-mal täglich 5 Globuli (siehe Seite 33/34).
› Zur äußerlichen Behandlung gibt es auch **Silicea-Salbe** oder **-Lotion.** Massieren Sie damit zusätzlich 2-mal täglich die »kritischen Stellen«.

GU-ERFOLGSTIPP — **SALBENMASSAGEN FÜRS BINDEGEWEBE**

Für den Busen:
Die Empfehlung, die Brust regelmäßig zu massieren, wie es in der fernöstlichen Medizin bekannt ist, lässt sich wunderbar mit der Homöopathie kombinieren:
Calcium-fluoratum-Lotion (aus der Apotheke) hilft, das Bindegewebe zu stärken oder die Narbenheilung nach einem operativen Eingriff zu fördern.
› Etwas Lotion in den Händen verteilen und in kreisrunden Bewegungen von der Brustwarze ausgehend den Busen bis in die Achselhöhle sanft massieren. Am besten 1-mal täglich oder mehrmals wöchentlich.

› Prima in Kombination dazu sind gezielte Übungen, um die Brustmuskulatur zu trainieren. Tragen Sie beim Work-out ein Bustier oder einen Sport-BH.

Bei Cellulite:
Um das Fortschreiten einer Cellulite zu bremsen, sollten Sie die betreffenden Hautpartien mit **Calcium-fluoratum-Salbe** oder **-Lotion** massieren. Lesen Sie dazu auch den Hinweis auf **Silicea-Salbe/-Lotion** (oben).
Beide Mittel ergänzen sich ideal, weshalb sie im 3-wöchigen Wechsel angewendet werden können.

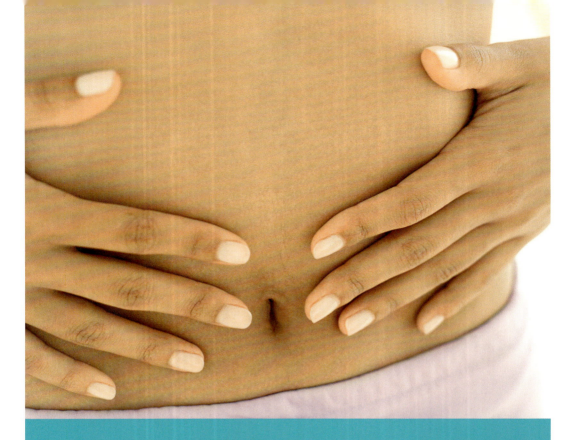

Bauch und Unterleib

Magen

Ihre bisherigen Beschwerden: Sie haben das Gefühl, dass Ihnen ernährungsmäßig immer weniger bekommt. Was Sie auch essen, meistens vertragen Sie es nicht. Sie klagen über ständiges Aufstoßen, das oft mit unangenehmem Mundgeruch und trocken-pappigem Geschmack verbunden ist. Wenn Sie sich nach vorn beugen, schmeckt alles sauer im Mund, genauso nachts, wenn Sie zu flach im Bett liegen. Regelrechtes Brennen bekommen Sie beim

Kaffeetrinken, zumal wenn Sie dazu etwas Süßes essen. Dieselben schmerzhaften Symptome zeigen sich, kaum dass Sie etwas Alkohol trinken. Oft haben Sie auch ein unangenehmes Brennen im Rachen, was Sie manchmal zum Husten zwingt. Die Stimme klingt teilweise rau und kratzig. Sie haben deshalb schon eine Magenspiegelung durchführen lassen; als Ergebnis wurde Ihnen gesagt, dass die Magenschleimhaut leicht gerötet sei, und als Therapie wurden Ihnen Magentabletten verordnet. Sobald Sie diese nicht mehr nehmen, treten die Beschwerden erneut auf.

Ihr persönlicher Gesundheitsweg
Robinia pseudacacia D6

Fast Food und Süßigkeiten sind Ihre Schwäche, und die Konsequenzen kennen Sie zur Genüge: saures Aufstoßen, das sich verstärkt, wenn Sie sich beispielsweise bücken. Nachts können Sie nicht flach liegend schlafen, da Sie sonst die Magensäure im Mundraum spüren. Kommt es dazu, zwingt Sie das zum Räuspern und Hüsteln. An manchen Tagen haben Sie den Eindruck, dass alles säuerlich schmeckt und riecht.
Abgesehen von den genannten Ursachen ist Robinia D6 auch ein sehr bewährtes Mittel bei Sodbrennen in der Schwangerschaft und bei der Reflux-Krankheit (chronischer Magensäurerückfluss).
> Dosierung: 3-mal täglich 5 Globuli (siehe Seite 33/34).

Anacardium D12

Aufregung und Ärger schlagen bei Ihnen jedes Mal auf den Magen. Sie reagieren mit krampfartigen Schmerzen, und auch Sodbrennen kann sich verstärken. Sie haben ein schmerzhaftes Leeregefühl im Magen. Wenn Sie dann etwas essen, geht es Ihnen insgesamt deutlich besser, auch Ihre Stimmung hebt sich.
Anacardium ist ein bewährtes Mittel, wenn emotionale Ereignisse auf den Magen schlagen. Auch wenn Sie unter Magengeschwüren leiden oder wenn die Magenschleimhäute rötlich entzündet sind, ist es empfehlenswert. Die Arznei hilft, die Magenempfindlichkeit abzubauen. Lesen Sie auch die Hinweise in Phase 3 (Seite 116).
> Dosierung: 2-mal täglich 5 Globuli (siehe Seite 33/34).

IHR HAUPTMITTEL IN PHASE 1

Folgende Mittel können bei Magenbeschwerden für die Aktivierungs-Phase 1 infrage kommen:
> Sulfur
> Nux vomica
> Propolis

Bitte vergleichen Sie auch die anderen ab Seite 40 genannten Mittel.

> **TIPP: Therapiegestützte Behandlung**
> Wenn Sie einen »Säureblocker« (Protonenpumpenhemmer) nehmen, können Homöopathika begleitend helfen, die übermäßige Säureproduktion wieder zu regulieren.

Acidum sulfuricum D12

Für Ihr hektisches und phasenweise ungeduldiges Verhalten sind Sie bekannt. Sowohl körperlich als auch seelisch fühlen Sie sich häufig überfordert. Oft beginnt der Tag schon mit morgendlicher Übelkeit; überhaupt leiden Sie häufig unter Magenschmerzen und Sodbrennen. Besonders unangenehm ist, dass Sie zu spontanen Schweißausbrüchen neigen.
> Dosierung: 2-mal täglich 5 Globuli (siehe Seite 33/34).

Okoubaka D3

Der Arzt hat Ihnen wegen einer Magenkeim-Infektion (zum Beispiel mit Helicobacter pylori) Antibiotika verordnet – eine sogenannte Eradikation. Nehmen Sie gleichzeitig Okoubaka ein, um die Entschlackung zu aktivieren und um den Nebenwirkungen des Antibiotikums vorzubeugen.
> Dosierung: 3-mal täglich 5 Globuli, 2-mal 3 Wochen lang (siehe Seite 33/34).
> Anschließend nehmen Sie Acidum sulfuricum D12 (siehe oben), um die Funktion der Magenschleimhäute zu regulieren.

> **TIPP: Hilfe bei akutem Sodbrennen**
> Zwei bewährte und einfache Tipps für Menschen mit anhaltendem Sodbrennen sind die Rollkur und der Haferschleim – beides ist sehr wirkungsvoll.
> > **Rollkur:** Trinken Sie auf leeren Magen 1 Tasse Kamillentee. Legen Sie sich für jeweils 5 Minuten auf den Rücken, dann auf die linke Seite, auf den Bauch und schließlich auf die rechte Körperseite. So wird der Magen überall mit dem Tee benetzt, und die entzündlichen Beschwerden werden gemildert. 1- bis 2-mal täglich durchführen.
> > **Haferschleim:** Lassen Sie 3 bis 5 EL Haferflocken mit heißem Wasser kurz quellen, essen Sie den Brei vor dem Frühstück. Ist das Sodbrennen im Liegen besonders stark, dann essen Sie vor dem abendlichen Zubettgehen nochmals einen Brei.

Darm

Ihre bisherigen Beschwerden: Am liebsten würden Sie sich ausschließlich von Weißbrot und Süßem ernähren – wäre da nicht oft schon morgens dieses unangenehme Völlegefühl mit Blähungen und Aufstoßen. Das morgendliche Vollkornmüsli haben Sie deshalb schon gestrichen. Meist bessern sich die Beschwerden am Vormittag. Nach dem Mittagessen – vor allem bei Nudelgerichten und Süßspeisen – fängt das Grummeln, Gurgeln und Drücken im Bauch wieder an. Oft müssen Sie rasch zur Toilette, weil der Drang so stark ist. Dasselbe wiederholt sich häufig am Abend, weshalb Sie auf Salat zum Abendbrot inzwischen verzichten. Eigentlich wäre das Motto »dinner cancelling« (= Abendessen ausfallen lassen) für Ihren Bauch am verträglichsten.

Obwohl Sie unter diesen Verdauungsbeschwerden leiden, ergab die ärztliche Untersuchung, dass Sie gesund sind. Der Arzt nannte Begriffe wie Reizdarmsyndrom (Seite 86) und Nahrungsmittelunverträglichkeit. Nun ist die Diagnose Nahrungsmittelunverträglichkeit ein weites Feld. Beschwerden können beispielsweise Speisen verursachen, die Laktose und Fruktose enthalten. Häufig sind es aber auch Zusatzstoffe, die Symptome hervorrufen können: Immer mehr Menschen reagieren auf Bindemittel, Geschmacksverstärker und Farbstoffe mit Beschwerden wie Völlegefühl, Blähungen und unregelmäßigem Stuhlgang.

Menschen mit einer Pollenallergie leiden häufig unter einer Kreuzallergie und vertragen beispielsweise nicht einmal mehr einen Apfel – Beschwerden, die Sie mithilfe der Homöopathie in den Griff bekommen können.

Unverträglichkeitsreaktionen auf Nahrungsmittel können auch ein deutlicher Hinweis darauf sein, dass Sie emotionale Ereignisse nicht wirklich verarbeitet haben. Kennen Sie von sich die Aussage, »Ich kann einfach nichts mehr vertragen«? Und Sie haben das Gefühl, dass Ihnen sogar Schonkost nicht bekommt? Dann lesen Sie bitte in Phase 1 unter »Seelische Ursachen und Beschwerden« nach (ab Seite 48) und beginnen Sie Ihren Gesundheitsweg dort mit dem für Sie geeigneten seelischen Reaktionswecker, bevor Sie mit Phase 2 fortfahren.

IHR HAUPTMITTEL IN PHASE 1
Folgende Mittel können bei Darmbeschwerden für die Aktivierungs-Phase 1 infrage kommen:
> Sulfur
> Okoubaka
> Cuprum metallicum
Bitte vergleichen Sie auch die anderen ab Seite 40 und Seite 48 genannten Mittel.

> **TIPP: Reizdarmsyndrom (Reizkolon)**
> Typisch sind Durchfall, Verstopfung, Blähungen und Unterleibsschmerzen – ohne organische Ursache. Die Peristaltik, also die rhythmischen Bewegungen, durch die Speisen und Kot befördert werden, ist unregelmäßig und krampfartig. So können Sie Krämpfe lindern und die Verdauung regulieren:
> Je 30 ml Kamille-, Hopfen- und Fenchelextrakt (aus der Apotheke) mischen, in einem dunklen Glasgefäß aufbewahren. Jeweils 15 Minuten vor den Mahlzeiten ½ TL nehmen.

Ihr persönlicher Gesundheitsweg

Ichthyolum D6

Auffallend ist der Zungenbelag, der unterschiedlich in der Farbe sein kann – weißlich, gelblich, grau – und in der Regel richtig dick ist. Sie haben auch häufig einen pappigen Geschmack im Mund, außerdem ist der Mund oft trocken (selbst nach dem Trinken). Sie fühlen sich aufgetrieben »wie eine Kugel«, haben mit Aufstoßen und Blähungen zu kämpfen. Ihr Stuhl ist mal hart, mal weich, die Farbe oft gräulich.

Durch eine Stuhluntersuchung wurde vielleicht bei Ihnen ein Pilzbefall der Darmschleimhaut (Darmmykose) festgestellt. Ichthyolum hilft auch, schädliche Darmkeime abzutöten, und kann therapiebegleitend zusätzlich zu einem allopathischen Medikament gegeben werden.

› Dosierung: 3-mal täglich 5 Globuli (siehe Seite 33/34).
› Nehmen Sie bei Darmpilzbefall zur unterstützenden Darmreinigung die Candida-Nosode D30, 1-mal pro Woche 5 Globuli. An diesem Tag pausieren Sie mit der Einnahme von Ichthyolum.

China D6

Seit einem Darminfekt mit Erbrechen und starkem Durchfall leiden Sie unter übel riechenden Blähungen und einem aufgetriebenen Bauch. Wenn Sie trotz mangelndem Appetit etwas gegessen haben, müssen Sie meist schnell zur Toilette: Der Darm entleert sich mit schäumendem, gelblichen Durchfall. Danach fühlen Sie sich wie ausgelaugt; Ihre Haut ist schweißig.

› Dosierung: 3-mal täglich 5 Globuli (siehe Seite 33/34).

Lycopodium D12

Eine Suppe, etwas Süßes zum Naschen – das reicht Ihnen. Wenn Sie dann allerdings vor einem warmen Mittag- oder Abendessen sitzen, kommt der Appetit. Doch schon nach wenigen Bissen

»können Sie nicht mehr«, sind satt. Egal wie viel (oder wie wenig) Sie gegessen haben – anschließend stellen sich wieder Blähungen und das unangenehme Drücken im Bauch ein. Übrigens ein Grund, warum Sie keine enge Kleidung mögen.

Lycopodium unterstützt auch die Entschlackung bei einer Divertikulose. Das ist eine Veränderung des Dickdarms, der Ausbuchtungen bildet, in denen sich nun der »Müll« festsetzen kann.
> Dosierung: 2-mal täglich 5 Globuli (siehe Seite 33/34).
> Aktivieren Sie die Darmfunktion zusätzlich – vor allem bei einer Divertikulose – mit viel Flüssigkeit (stilles Wasser!) und betont ballaststoffreicher Ernährung.

Stoffwechsel

Ihre bisherigen Beschwerden: Wie oft haben Sie schon den Satz gehört, dass Ihr Stoffwechsel angeregt werden müsse, dass Sie besonders auf die Gewichtsbremse treten sollten und sich mehr bewegen müssten?! Der Blutbefund beim Arzt ergab, dass die Werte für Harnsäure, Blutfette (Triglyceride) und Cholesterin zu hoch sind. Der Blutzucker-Langzeitwert hat die Norm bereits überschritten, und auch der Blutdruck ist viel zu hoch.

Wenn diese Werte aus dem Lot geraten, ist Ihr Organismus offensichtlich damit überfordert, richtig zu verstoffwechseln, was Sie essen. Auf Dauer kann dies unter anderem zu Diabetes Typ 2, Herz-Kreislauf-Erkrankungen und Gicht führen.

Der Stoffwechsel hat die alles entscheidende Aufgabe, aus der Nahrung die »Werkstoffe« zu bilden, die der Organismus für seine vielfältigen Aufgaben braucht. Unter anderem spielen Leber, Gallenblase und Bauchspeicheldrüse dabei eine wichtige Rolle: Sie produzieren zum Beispiel Hormone (wie das Insulin) und Enzyme, die bei der Umwandlung, Verteilung und Ausleitung mitarbeiten. Deshalb ist es sinnvoll, diese Organe mithilfe der Homöopathie in ihrer Hochleistungsarbeit zu unterstützen.

Sie können homöopathische Arzneimittel auch gut zusätzlich zu Medikamenten einnehmen, die Ihnen der Arzt zur Beeinflussung des Stoffwechsels verordnet hat. Gemeint sind hier vor allem Medikamente, die den Harnsäurespiegel, Blutzucker- und Choleste-

IHR HAUPTMITTEL IN PHASE 1
Folgende Mittel können bei Stoffwechselstörungen für die Aktivierungs-Phase 1 infrage kommen:
> Sulfur
> Nux vomica
> Propolis

Bitte vergleichen Sie auch die anderen ab Seite 40 genannten Mittel.

rinwerte senken. Homöopathika verhelfen zu einer verbesserten Stoffwechseleinstellung. Wir bitten Sie nur nachdrücklich, die Anwendung der verordneten allopathischen Medikamente nicht ohne Absprache mit Ihrem Arzt zu verändern!

Ihr persönlicher Gesundheitsweg

Die nachstehenden Mittel sind jeweils nur kurz beschrieben, weil sie spezifisch auf die Stoffwechselstörung hin eingesetzt werden. Wenn Sie sich von keinem der Mittel angesprochen fühlen, nehmen Sie das für Sie passende Phase-1-Mittel ein (ab Seite 40): Bewährt ist eine Einnahme über 3 Monate nach dem Schema auf Seite 34. Dies können Sie 2- bis 3-mal pro Jahr wiederholen.

Datisca cannabina D2

Sie leiden schon länger unter Diabetes, aber trotz guter Einstellung kommt es immer wieder zu Blutzuckerspitzen. Und es gibt ein weiteres Problem: Sie neigen zu Übergewicht, obwohl Sie natürlich auf Ihre Ernährung achten. Außerdem haben Sie ein großes Durstgefühl.
> Dosierung: 3-mal täglich 1 Tablette.

Syzygium jambolanum D2

Die Blutzuckerwerte sind erhöht, auch im Urin ist Zucker nachweisbar. Sie leiden oft unter juckendem Hautausschlag und einem Hitzegefühl am ganzen Körper; an manchen Tagen haben Sie auch ein ausgeprägtes Durstgefühl.
> Dosierung: 3-mal täglich 5 Globuli (siehe Seite 33/34).
> Sie können die beiden oben genannten Mittel unabhängig vom Diabetes-Typ anwenden. Generell sinnvoll ist es, die Mittel im 3-wöchigen Wechsel einzunehmen.

Adlumia fungosa D3

Bei Ihnen wurden erhöhte Cholesterin- und Blutfettwerte diagnostiziert. Ihnen fällt die oft weißlich belegte Zunge auf; nach dem Essen stellt sich häufig ein Völlegefühl ein, das mit Blähungen und Stuhldrang verbunden ist.

TIPP: Blutzucker stabilisieren
Ballaststoffreiche Nahrungsmittel (wie die in Linsen und Bohnen enthaltenen löslichen Fasern) helfen, den Blutzucker zu normalisieren. Auch Proteine und gesunde Fette halten ihn stabil. Der Speiseplan sollte täglich einfach ungesättigte Fette enthalten (etwa kalt gepresstes Olivenöl, Avocado, Nüsse) sowie Omega-3-Fettsäuren (in fettreichem Seefisch wie Sardinen und Makrelen).

Adlumia fungosa ist ein bewährtes Mittel bei Stoffwechselstörungen. Sie können es auch anwenden, wenn zusätzlich zu den Blutfettwerten die Harnsäure und die Leberwerte (Transaminasen) erhöht sind.
> Dosierung: 3-mal täglich 5 Globuli (siehe Seite 33/34).

Cholesterinum D12
Ihre Blutwerte für Cholesterin und Blutfette sind anhaltend erhöht. Dennoch fühlen Sie sich in Ihrem Allgemeinbefinden nicht beeinträchtigt; gelegentlich kann ein brennendes Gefühl im rechten Oberbauch auftreten.
> Dosierung: 2-mal täglich 5 Globuli (siehe Seite 33/34).
> Es ist generell sinnvoll, die Mittel Adlumia und Cholesterinum im 3-wöchigen Wechsel einzunehmen, je nach Höhe der Blutwerte 3 bis 6 Monat lang.

Perilla ocymoides D3
Der Arzt sagt Ihnen immer wieder, dass die Harnsäurewerte zu hoch seien. Ihre Gelenke schmerzen häufig, phasenweise fühlen Sie sich deshalb in Ihrer Bewegungsfähigkeit eingeschränkt. Sie mussten auch schon erfahren, wie schmerzhaft ein Gichtanfall sein kann.
> Dosierung: 3-mal täglich 5 Globuli (siehe Seite 33/34).
> Wenn die Harnsäure- und Cholesterinwerte erhöht sind, können Sie Adlumia fungosa (Seite 88) und Perilla ocymoides im 3-wöchigen Wechsel einnehmen; eine kurmäßige Anwendung über 3 bis 6 Monate hinweg ist möglich.

TIPP: Nebenwirkungen lindern
Nebenwirkungen von Cholesterinsenkern sind häufig Muskelschmerzen mit Kraftlosigkeit, teilweise auch regelrechte Muskelkrämpfe. Nehmen Sie **Acidum sarcolacticum D12,** 2-mal täglich 5 Globuli (Seite 33/34); das Mittel wirkt schmerzlindernd, gleichzeitig entschlackt und entsäuert es die Muskulatur.

Berberis vulgaris D6
Ihre Harnsäurewerte sind erhöht, und Sie neigen zu Beschwerden mit der Gallenblase und den Nieren: Es bilden sich Grieß oder kleine Steine. Auch Ihr Säure-Basen-Haushalt ist nicht ausgeglichen und neigt zum Sauren (Seite 17).
Das Mittel aktiviert die Nierenfunktion und sollte deshalb auch während einer Fastenkur eingenommen werden.
> Dosierung: 3-mal täglich 5 Globuli (siehe Seite 33/34).

Harnwege

Ihre bisherigen Beschwerden: Dieser plötzliche Harndrang mit dem Gefühl, den Urin nicht mehr halten zu können, ist Ihnen unangenehm und peinlich. Haben Sie die Toilette schließlich erreicht, ist der Harnfluss eher gering. Die Beschwerden bringen Sie in eine Zwickmühle: Damit Sie nicht ständig aus dem Büro, aus einer Besprechung rennen müssen (»Was denken die bloß von mir?«), schränken Sie Ihre Flüssigkeitszufuhr tagsüber ein. Was am Abend durchaus sinnvoll ist, hat ansonsten eine problematische Folge: Wenn Sie zu wenig trinken, neigen Sie zu einer akuten Harnwegsentzündung. Die damit einhergehenden Beschwerden sowie deren Behandlung kennen Sie aus leidvoller Erfahrung.

Für Frauen kann eine weitere Ursache von Harnwegsbeschwerden Sex sein: Danach leiden Sie trotz aller Hygiene häufig unter Beschwerden; verständlich, dass Lust und Verlangen immer seltener werden, es macht einfach keinen Spaß mehr.

Reizblasenbeschwerden und eine Entzündungsneigung der Harnwege können mit seelischen Belastungen zusammenhängen, da die emotionale Ebene in engem Bezug zu den Unterleibsorganen steht. Wenn Sie sich angesprochen fühlen, lesen Sie dazu bitte die in Phase 1 unter »Seelische Ursachen und Beschwerden« genannten Mittel (Seite 48). Die Arznei Ihrer Wahl nehmen Sie wie dort beschrieben ein, anschließend das Mittel aus Phase 2.

IHR HAUPTMITTEL IN PHASE 1

Folgende Mittel können bei Harnwegsbeschwerden für die Aktivierungs-Phase 1 infrage kommen:
› Okoubaka
› Thuja
› Arnica

Bitte vergleichen Sie auch die anderen ab Seite 40 genannten Mittel.

Ihr persönlicher Gesundheitsweg
Petroselinum D6

Beschwerden beim Wasserlassen kennen Sie bereits, da Sie schon mehr als einmal einen akuten Harnwegsinfekt hatten. Im Laufe der Zeit rückte die Blase immer mehr in den Fokus, weil sich dieser plötzlich und heftig einsetzende Harndrang kaum verhalten lässt und Sie regelrecht zur Toilette zwingt. Es gibt auch Tage, an denen beim Wasserlassen brennende Schmerzen auftreten.

Ein Reizblasensyndrom kann auch nach einer Gebärmutteroperation auftreten; der Frauenarzt spricht dann von einer funktionellen Störung ohne organische Ursache.

› Dosierung: 3-mal täglich 5 Globuli (siehe Seite 33/34).

Causticum D12

Sie haben kaum noch Spaß am Joggen oder Ihrem Fitnesstraining, denn beim Springen und Hüpfen gehen jedes Mal einige Tropfen Urin ab. Das passiert auch häufig, wenn Sie husten, niesen oder herzhaft lachen. Sie müssen häufiger zur Toilette als früher, die Urinmenge ist jedoch nicht größer. Sie haben festgestellt, dass sich die Beschwerden nach emotional bewegenden Ereignissen verstärken.
Nehmen Sie Causticum vor allem dann ein, wenn sich die Blasenbeschwerden nach einer Geburt bemerkbar gemacht haben.
› Dosierung: 2-mal täglich 5 Globuli.

Staphisagria D12

Sie haben immer weniger Spaß am Sex. Immer wenn Sie mit Ihrem Partner zusammen waren, haben Sie danach Probleme beim Wasserlassen, die sich mit häufigem Harndrang, Ziehen und Brennen äußern. Und das, obwohl Sie auf die Intimhygiene genau achten. Möglicherweise haben Sie festgestellt, dass es einen bestimmten Grund gibt, weshalb Sie nach dem Sex mit solchen Beschwerden reagieren: Jedes Mal wenn der Verlauf Ihrem Gefühlsleben nicht entsprach, stellten sich die Probleme ein.
› Dosierung: 2-mal täglich 5 Globuli (siehe Seite 33/34).

GU-ERFOLGSTIPP

VIEL UND DAS RICHTIGE TRINKEN

Bei akuten Blasenbeschwerden sind die in der Apotheke erhältlichen Nieren- und Blasentees sinnvoll. Bessern sich die Beschwerden, setzen Sie den Tee ab, da er nicht für den längerfristigen Gebrauch geeignet ist. Trinken Sie stattdessen stilles Wasser, zimmer- oder lauwarm.
Zusätzlich können Sie Cranberrysaft trinken, den Sie mit Wasser verdünnen. Die in Cranberrys enthaltenen Proanthocyane verhindern, dass sich Keime in der Blase ansiedeln. Wenn Sie besonders anfällig für Harnwegsinfekte sind, trinken Sie vorbeugend täglich zwei Gläser Cranberryschorle. Die Flüssigkeitszufuhr trägt auch zur Abwehrstärkung bei.

TIPP: Sandelholz gegen Beschwerden

In der indischen Gesundheitslehre Ayurveda wird Sandelholz zur Behandlung von Harnwegsinfekten genutzt. Ein Aromatherapiebad kann mithelfen, die akuten Beschwerden zu lindern. Geben Sie 10 Tropfen Sandelholzöl ins warme Badewasser, baden Sie täglich, bis der Infekt abgeklungen ist.

Prostata

Ihre bisherigen Beschwerden: Sie haben zunehmend Schmerzen am Dammbereich, das häufige Wasserlassen verursacht Brennschmerzen, und die Erektionsfähigkeit lässt nach – trotzdem haben Sie den Besuch beim Urologen lange hinausgezögert. Für viele Männer ist das Thema heikel, denn die Prostata ist eng mit dem Gefühlsleben des »Mann-Seins« verbunden.

Bei Ihnen ergab die Untersuchung, dass die Prostata entzündet und eine längerfristige Antibiotikatherapie unausweichlich sei. Seitdem ist die Entzündung zwar weitgehend abgeklungen, es treten aber immer mal wieder Beschwerden auf. Vor allem jedoch ist Ihr Sexualleben überschattet, das zuvor problemlos war.

Beschwerden beim Wasserlassen und nachlassende sexuelle Aktivität sollten für Männer stets Anlass für einen klärenden ärztlichen Check-up sein. Als Ursache der Beschwerden kommt auch eine gutartige Vergrößerung der Prostata infrage; diese kann in Abstimmung mit dem Arzt homöopathisch behandelt werden.

Ihr persönlicher Gesundheitsweg
Populus D3

Im Hoden- und Dammbereich haben Sie häufig ein unangenehmes Gefühl, außerdem tritt immer wieder ein Brennen beim Wasserlassen auf, manchmal haben Sie deutliche Schmerzen hinter dem Schambein. Kalte Getränke, nasse Badesachen sowie Kälte verstärken Ihre Beschwerden und können sogar eine akute Entzündung auslösen.

Populus ist auch ein typisches Mittel, wenn die Beschwerden nach einer Operation an der Blase oder Prostata auftreten.
> Dosierung: 3-mal täglich 5 Globuli (siehe Seite 33/34).

Acidum picrinicum D12

Probleme beim Wasserlassen und Ihre nachlassende Potenz haben Sie zum Arzt geführt. Obwohl Sie sexuell rasch erregt sind, haben sich Ängste festgesetzt, dass Sie – anders als in der Vergangenheit – keine Erektion mehr bekommen. Sie haben beobachtet, dass emotionale Belastungen in der Familie und am Arbeitsplatz

---

IHR HAUPTMITTEL IN PHASE 1

Folgende Mittel können bei Prostatabeschwerden für die Aktivierungs-Phase 1 infrage kommen:
> Nux vomica
> Okoubaka
> Arnica

Bitte vergleichen Sie auch die anderen ab Seite 40 genannten Mittel.

TIPP: Homöopathisches Potenzmittel

Caladium D3 kann vor allem dann helfen, wenn eine Untersuchung keine organische Ursache für das Nachlassen der Potenz ergab. Dosierung: 3-mal täglich 5 Globuli (Seite 33/34).

Ihr Sexualleben beeinträchtigen. Auch stimmungsmäßig sind Sie »nicht gut drauf«. Das Mittel bewährt sich ebenfalls, wenn Ihr Arzt eine Prostatavergrößerung festgestellt hat.
> Dosierung: 2-mal täglich 5 Globuli (siehe Seite 33/34).

Damiana D3

Sie spüren zunehmend die Folgen von Erschöpfung und Überarbeitung. Kein Wunder, wenn auch die Libido nachlässt. Obwohl Ihre Partnerin Sie emotional und sinnlich verwöhnt, entwickelt sich kein Verlangen bei Ihnen, »es tut sich einfach nichts«.
Die Homöopathie hat zwar keinen Sofort-Effekt, kann Ihnen aber längerfristig nebenwirkungsfrei helfen, sexuell wieder aktiv zu sein. Sprechen Sie das Thema bei Ihrer Partnerin offen an.
> Dosierung: 3-mal täglich 1 Tablette (siehe Seite 33/34).

Vaginalbereich

Ihre bisherigen Beschwerden: Das Thema ist lästig und dämpft immer wieder die Lebensfreude. Denn kaum sind die Scheidenentzündung und der Ausfluss abgeklungen, stellt sich kurze Zeit später erneut eine Infektion ein. Trotz aller Behandlungsversuche (auch bei Ihrem Partner) will keine nachhaltige Besserung eintreten. Bei der letzten frauenärztlichen Untersuchung kam heraus, dass Sie unter einer Abwehrschwäche leiden, die sich bei Ihnen regelmäßig als Entzündung im Scheidenbereich manifestiert.
Übrigens ist falsche Intimpflege eine häufige Ursache. Seifen, synthetische Waschlotionen, Parfüms und häufige Schaumbäder können das mikrobiologische Gleichgewicht des Scheidenmilieus empfindlich stören. Klares Wasser und eine seifenfreie Waschpflege für den äußeren Intimbereich sind völlig ausreichend.

IHR HAUPTMITTEL IN PHASE 1

Folgende Mittel können bei Beschwerden im Vaginalbereich für die Aktivierungs-Phase 1 infrage kommen:
> Sulfur
> Okoubaka
> Thuja
> Staphisagria

Bitte vergleichen Sie auch die anderen ab Seite 40 genannten Mittel.

> TIPP: **Kräuterspülung**
> Eine Lösung aus Salbei, Thymian und Rosmarin bekämpft wirksam Infektionen, weil sie antimikrobiell wirkt, gereiztes Gewebe beruhigt und eine Vermehrung des Pilzes oder eine Scheidenentzündung verhindert. Übergießen Sie je 1 TL getrockneten Rosmarin und Salbei sowie 2 TL Thymian mit 400 ml kochendem Wasser. Zugedeckt 15 Minuten ziehen lassen, abseihen. 2-mal täglich als Scheidenspülung anwenden.

Ihr persönlicher Gesundheitsweg

Borax D6
Sie leiden immer wieder unter einem weiß-gelblichen, nahezu geruchlosen Ausfluss, der eher zähflüssig und klebrig ist. Ihr Arzt hat Ihnen mitgeteilt, die Ursache sei zumeist eine wiederholte Infektion mit Candidapilzen.
> Dosierung: 3-mal täglich 5 Globuli (siehe Seite 33/34).

Lilium tigrinum D6
Unangenehm sind der schmerzhafte Juckreiz sowie der Geruch der Scheide, der durch Ausfluss bedingt ist. Dieser ist dünnflüssig und hat meist eine grünlich-gelbe Farbe. Verursacht wird der Ausfluss vor allem durch eine Infektion mit Trichomonaden, wie der Arzt festgestellt hat.
> Dosierung: 3-mal täglich 5 Globuli (siehe Seite 33/34).

Caladium D3
Obwohl Sie sich insbesondere im Intimbereich sorgfältig pflegen, tritt dort immer wieder dieser Juckreiz auf, an den Schamlippen, in der Scheide und am Damm. Zudem schwitzen Sie im Genitalbereich – der Schweiß hat einen penetrant-süßlichen Geruch. Ursache ist eine Stoffwechsel- oder Hormonstörung.
> Dosierung: 3-mal täglich 5 Globuli (siehe Seite 33/34).

> TIPP: **Immer beide Partner behandeln**
> Um den berüchtigten Pingpongeffekt einer gegenseitigen Infektion mit Trichomonaden oder Candida zu verhindern, ist es für den Partner empfehlenswert, konsequent nach der Intimhygiene etwas **Echinacea-Salbe DHU** dünn auf die Eichel aufzutragen.
> Für die Frau gibt es ebenfalls eine Möglichkeit, die Schleimhäute der Scheide direkt zu behandeln: Führen Sie täglich über 3 Wochen hinweg 2 Tabletten **Allium sativum D2** wie einen Tampon in die Scheide ein. Da sich die Tabletten auflösen, empfiehlt es sich, eine Slipeinlage zu tragen.

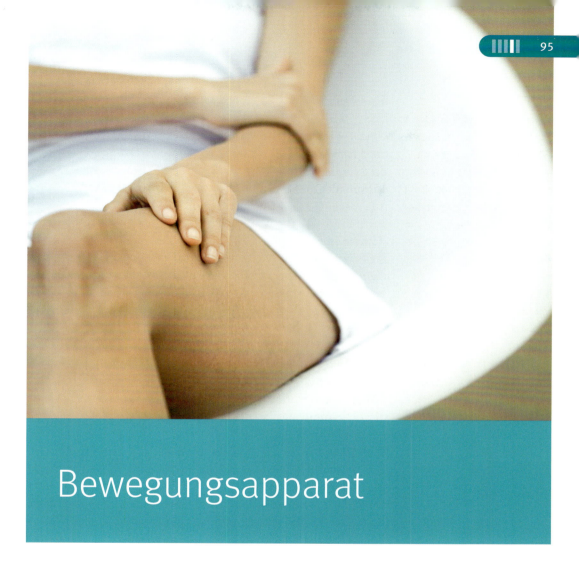

Bewegungsapparat

Gelenke

Ihre bisherigen Beschwerden: Ihre Gelenke machen Ihnen zunehmend Beschwerden: Neben häufigem Gelenkknacken fühlen Sie sich in Ihrer Beweglichkeit eingeschränkt. Immer öfter schießen bei Belastung Schmerzen ein, etwa an den Fingergelenken, an Schulter, Hüfte oder Knien. An manchen Tagen verschwinden die Beschwerden und scheinen ausgestanden zu sein. Urplötzlich treten sie dann wieder auf und halten tagelang an. Die ärztliche Un-

IHR HAUPTMITTEL IN PHASE 1

Folgende Mittel können bei Gelenkbeschwerden für die Aktivierungs-Phase 1 infrage kommen:
> Sulfur
> Nux vomica
> Okoubaka
> Propolis

Bitte vergleichen Sie auch die anderen ab Seite 40 genannten Mittel.

tersuchung ergab, dass es mehrere Gründe für Ihr Leiden gibt: Neben Abnutzungserscheinungen können Kalkablagerungen, Übergewicht oder Stoffwechselstörungen die Ursache sein, aber auch eine hormonelle Umstellung, etwa vor der Periode oder in den Wechseljahren, oder ein Zeckenbiss (siehe Kasten rechts). Nicht selten zeigen sich Beschwerden Jahre nach einem Unfall.

Ihr persönlicher Gesundheitsweg

Actaea spicata D6

Sie haben eine Gelenkentzündung, und an manchen Tagen sind die starken Schmerzen kaum auszuhalten. Dann sind Sie erheblich eingeschränkt und vermeiden tunlichst jede unnötige Bewegung. Das betroffene Gelenk ist deutlich spürbar warm – Sie haben das Gefühl, als würde es darin regelrecht kochen.
> Dosierung: 3-mal täglich 5 Globuli (siehe Seite 33/34).
> Wegen der starken Schmerzen nehmen Sie gezwungenermaßen Schmerzmittel. Um diese langfristig einsparen zu können, sollten Sie das homöopathische Mittel konsequent so lange gemäß dem 3-Wochen-Schema einnehmen, bis sich die Beschwerden bessern.

Ledum D6

Nur nicht berühren und bewegen! Phasenweise sind ein oder mehrere Gelenke extrem schmerzhaft, angeschwollen oder brennend heiß. Am Fuß schmerzt der Großzehenballen besonders stark. Das Einzige, was die Beschwerden etwas bessert, ist Abkühlung mittels Kältekissen, Eis oder kaltem Wasser.
> Dosierung: 3-mal täglich 5 Globuli (siehe Seite 33/34).

Colchicum D6

Sie lieben deftiges und gehaltvolles Essen. Das überfordert aber immer mal wieder Ihren Stoffwechsel, zumal der Ihre Schwachstelle ist. Die betroffenen Gelenke werden heiß und schwellen an, sodass Sie sich kaum bewegen können. Und Sie wissen schon, dass dies ein Gichtanfall ist.
> Dosierung: 3-mal täglich 5 Globuli (siehe Seite 33/34). Nehmen Sie das Mittel zusätzlich zu den vom Arzt verordneten Medi-

TIPP: Borreliose

Möglicher Grund für anhaltende Gelenkschmerzen kann ein Zeckenbiss sein. Sprechen Sie Ihren Arzt unbedingt auf eine Blutuntersuchung an, um eine Borreliose abzuklären.

> Wurde bei Ihnen diese Diagnose gestellt, dann nehmen Sie Ledum D6 (Seite 96), 3-mal täglich 5 Globuli, begleitend zu den vom Arzt verordneten Medikamenten.
> Setzt sich die Infektion in den Nervenbahnen fest (was zu anhaltenden Nervenschmerzen führt), dann ist Hypericum D6, 3-mal täglich 5 Globuli, bewährt.

Für dieses Beschwerdebild müssen Sie mit einer Anwendungsdauer von 3 bis 4 Monaten gemäß dem Schema auf Seite 34 rechnen.

---

kamenten im 3-Wochen-Schema über 2 Monate ein, auch wenn sich die Beschwerden schon erheblich gebessert haben.

> Ihr Arzt hat Sie darauf hingewiesen, dass Sie sich gesünder ernähren müssten, damit sich Ihr Stoffwechsel wieder reguliert und Sie nicht ständig chemische Medikamente nehmen müssen. Nach der Behandlung mit Colchicum können Sie Ihr Stoffwechselgeschehen mit Homöopathie ankurbeln – mehr dazu ab Seite 87.

Rhododendron D6

Seit geraumer Zeit spüren Sie ziehende Schmerzen in den Fingern und Zehen, aber auch in der Schulter, in Arm- und Handgelenken. Teilweise können Sie gar nicht genau sagen, wo es momentan schmerzt, denn nicht nur die Gelenke, auch Muskeln und Sehnen scheinen wehzutun. Ganz eindeutig ist, dass sich die Schmerzen bei Wetterwechsel verstärken.

Das Stichwort Barometerschmerz haben Sie sicherlich schon gehört: Es beschreibt, dass uns das Wetter körperlich (und oft auch seelisch) aus dem Lot geraten lässt. Man fühlt sich nicht gut, und alles tut weh.

> Dosierung: 3-mal täglich 5 Globuli (siehe Seite 33/34), bei starken Schmerzen am ersten und zweiten Tag 4- bis 5-mal.

TIPP: Bei Arthritis Allergene meiden

Die rheumatische Arthritis kann jedes Gelenk betreffen und Menschen jeden Alters. Hauptsymptome sind steife, schmerzende, geschwollene Gelenke. Häufig kommen Müdigkeit, erhöhte Temperatur und depressive Verstimmungen hinzu, oft eine Lebensmittelallergie. Der Verzicht auf die häufigsten Allergene kann helfen: Getreide, Milchprodukte sowie Nachtschattengewächse wie Tomaten, Auberginen, Kartoffeln.

Muskeln und Sehnen

Ihre bisherigen Beschwerden: Immer wieder plagen Sie ziehende Schmerzen an unterschiedlichen Muskeln. Dabei haben Sie weder körperlich gearbeitet noch Sport getrieben – höchstens zu lange am Computer gesessen. An manchen Tagen schmerzt besonders die gesamte Rückenmuskulatur. Dann können Sie »Ihr Kreuz nicht mehr tragen«, jede Bewegung fällt schwer. Auch der Schulter-Nacken-Bereich ist häufig schmerzhaft verspannt.

Oft sind auch die Sehnen betroffen, vor allem am Handrücken (bedingt durch das Arbeiten mit der Computermaus) – ein immer öfter auftretendes Beschwerdebild. Aus der Freizeit ist ja der Tennisarm bekannt oder die schmerzende Hand vom Golfspielen. Der Orthopäde hat eine Sehnenscheidenentzündung diagnostiziert, verbunden mit der Prognose »Das dauert seine Zeit«. Gerade in Muskeln und Sehnen lagern sich durch Übersäuerung Schlacken ab; ein typisches Beispiel dafür ist auch die »Kalkschulter«. Kleine Kristalle führen zur Entzündung an den Sehnen, was erhebliche Schmerzen und eine deutliche Bewegungseinschränkung verursacht (das passende Mittel ist Bryonia D6).

Ein anderes Krankheitsbild ist das myofasziale Schmerzsyndrom (das Mittel: Rhus toxicodendron D12). Durch entzündungsbedingte Ablagerungen kommt es zu einer »Verklebung« des Gewebes, das den Muskel umgibt. Letztlich gehört dazu auch die Fibromyalgie. Sie macht sich zwar durch Schmerzen an den gelenknahen Muskelansätzen bemerkbar, ist aber typischerweise auch mit Beschwerden und Erkrankungen innerer Organe verbunden – was bei Betroffenen im weiteren Verlauf meist zu einer niedergeschlagenen, bedrückten Stimmung führt.

Ihr persönlicher Gesundheitsweg
Rhus toxicodendron D12

Nässe und nasskaltes Wetter oder körperliche Überanstrengung lösen bei Ihnen Muskelschmerzen und -verkrampfungen aus. Zudem spüren Sie jede Belastung an den Gelenken und Muskelansätzen. Bei Ruhe geht es Ihnen zwar besser, bis Sie dann jedoch wieder in Gang kommen, sind die Schmerzen oft unerträglich.

IHR HAUPTMITTEL IN PHASE 1

Folgende Mittel können bei Verspannungen und Entzündungen für die Aktivierungs-Phase 1 infrage kommen:
> Sulfur
> Nux vomica
> Arnica
> Staphisagria

Bitte vergleichen Sie auch die anderen ab Seite 40 genannten Mittel.

Rhus toxicodendron ist vielseitig verwendbar. Es hilft auch bei einer Fibromyalgie oder bei Sehnenscheidenentzündungen infolge von Überanstrengung. Zur Begleit- und Nachbehandlung eines Bandscheibenvorfalls hat es sich ebenfalls bewährt.
> Dosierung: 2-mal täglich 5 Globuli (siehe Seite 33/34).

Cimicifuga D6

Mal sind es die Sehnen und Muskelansätze, die stark schmerzen. Dann sind es wieder die Halswirbelsäule und der gesamte Schulter-Nacken-Bereich, die Sie in Ihrer Beweglichkeit einschränken. Damit verbunden ist ein Muskelhartspann: Alles schmerzt. Sie stellen fest, dass sämtliche Beschwerden mit den Wechseljahren einhergehen. Das Geschehen belastet Sie seelisch und macht Sie niedergeschlagen. Cimicifuga ist auch bewährt bei Fibromyalgie, wenn diese durch eine hormonelle Umstellung bedingt ist.
> Dosierung: 3-mal täglich 5 Globuli (siehe Seite 33/34).

WICHTIG: SCHMERZMITTEL
Nehmen Sie gerade bei schmerzhaften Beschwerden Ihre allopathische Schmerzarznei zunächst weiter, und zwar parallel zum homöopathischen Mittel. Sie werden spüren, wenn Sie die Dosis des Schmerzmittels reduzieren können. Dies ist mit ein Hinweis auf die Aktivierung der Selbstheilungskräfte.

Bryonia D6

Ihre Rückenmuskulatur ist Ihre Schwachstelle. Schmerzhafte Muskelverspannungen und auch ein Hexenschuss (Lumbago) sind Ihnen leider allzu vertraut. Die Schmerzen steigern sich jedes Mal so stark, dass Sie sich kaum mehr bewegen können. Sie möchten dann nur noch in Ruhe gelassen werden. Bryonia wird zu einem bewährten Helfer, wenn negativ besetzte Ereignisse Sie emotional aufwühlen, Ärger und Verdruss Sie (und Ihren Rücken) sehr belasten.
> Dosierung: 3-mal täglich 5 Globuli (siehe Seite 33/34).

Paloondo D6

Gelenkschmerzen plagen Sie, wobei auch der Bereich rund um das Gelenk betroffen ist. Der gesamte Rücken tut weh, die Muskulatur ist schmerzhaft verspannt und hart. Wenn Sie zu lange auf den Beinen sind, verstärken sich die Beschwerden. Ihr Arzt sieht einen Zusammenhang mit einer beginnenden Osteoporose und einem Bandscheibenleiden.
> Dosierung: 3-mal täglich 5 Globuli (siehe Seite 33/34).

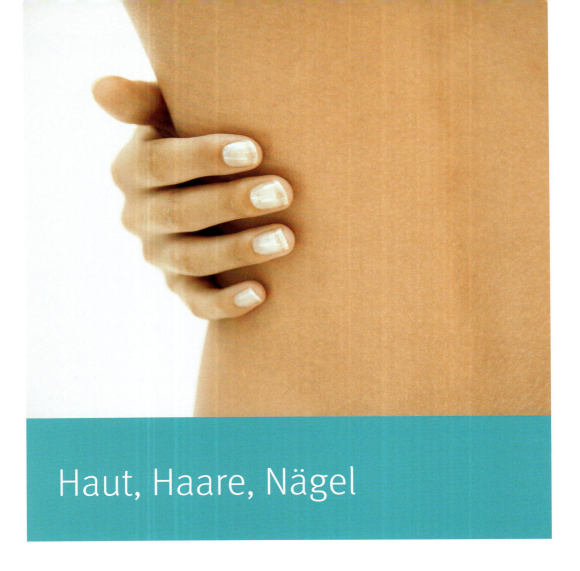

Haut, Haare, Nägel

Allergische Hautreaktion

Ihre bisherigen Beschwerden: Die Haut wird immer wieder unruhig, rötet sich und juckt, schwillt an, und es bilden sich Quaddeln. Diese können am Körper auftreten, sogar im Gesicht, sodass Sie wie »verschwielt« aussehen. Auch die Augenlider können anschwellen. Ihr Arzt hat gesagt, es sei eine allergische Reaktion, nur der Auslöser ist unklar. Vielleicht ist Ihnen aber aufgefallen, dass sich Ihre empfindliche Haut umgehend meldet, wenn Sie et-

was Bestimmtes gegessen haben. Es kann sein, dass Sie unterschiedlich stark reagieren – mal zeigt sich eine sehr heftige Reaktion, dann wieder bemerken Sie kaum eine Veränderung.
Die Haut kann auch auf umweltbedingte Faktoren mit Ausschlag oder mit unerklärlichem Juckreiz reagieren, etwa wenn Innenräume belastet sind (mit Lacken, Farben). Oft lässt sich dieser Zusammenhang nur im Rückblick feststellen: Wann wurden Veränderungen in der Wohnung oder am Arbeitsplatz vorgenommen, wann traten die Beschwerden erstmalig oder verstärkt auf?
Dem Auslöser letztlich auf die Spur zu kommen fällt trotz Allergietest oft schwer, zumal es sich auch um eine Unverträglichkeitsreaktion handeln kann, die durch einen herkömmlichen Test nicht diagnostizierbar ist. In vielen Fällen kann Ihnen dann ein erfahrener homöopathisch und naturheilkundlich tätiger Therapeut weiterhelfen (Hinweise und Adressen siehe Seite 122).

Ihr persönlicher Gesundheitsweg
Urtica urens D6
Immer wieder oder über einen gewissen Zeitraum hinweg zeigt Ihre Haut einen sogenannten Frieselausschlag (hirsekorngroße, wasserhelle Bläschen), der aussieht, als hätten Sie sich in Nesseln gesetzt. Diese kleinen Hautentzündungen brennen und jucken.
Ein solcher Ausschlag tritt bei manchen Menschen auf, wenn sie Meeresfrüchte (zum Beispiel Muscheln), Erdbeeren oder Zitrusfrüchte gegessen haben.
> Dosierung: 3-mal täglich 5 Globuli (siehe Seite 33/34), bei akuten Beschwerden 4- bis 5-mal täglich einnehmen.

Apis D6
Oft schwellen über Nacht die Augenlider an, vor allem die Oberlider. Das gesamte Gesicht sieht wie verquollen aus. Dazu können Augentränen, Juckreiz und unerklärliche Schluckbeschwerden kommen, manchmal ist sogar das Atmen erschwert.
Was die Beschwerden letztlich verursacht, ist oft auch durch einen Allergietest nicht festzustellen. Apis ist ein bewährtes Mittel, um genau solche allergischen Hautreaktionen abzubauen.

IHR HAUPTMITTEL IN PHASE 1
Folgende Mittel können bei allergischen Hautreaktionen für die Aktivierungs-Phase 1 infrage kommen:
> Sulfur
> Nux vomica
> Magnesium fluoratum
> Okoubaka
Bitte vergleichen Sie auch die anderen ab Seite 40 genannten Mittel.

Wichtig: Wenn die Atembeschwerden häufiger auftreten, sollten Sie unbedingt medizinische Hilfe in Anspruch nehmen!
> Dosierung: 3-mal täglich 5 Globuli (siehe Seite 33/34), bei akuten Beschwerden 4- bis 5-mal täglich einnehmen.
> Wenn es sich bei größeren Schwellungen der Haut (Quaddeln) um eine chronische Urtikaria handelt, sollten Sie Apis mellifica 2 bis 3 Monate lang nach dem 3-Wochen-Schema nehmen.

Cardiospermum halicacabum D3

Einzelne Hautstellen sind rot, entzündet und verursachen heftigen Juckreiz, der Sie zu ständigem Kratzen zwingt. Die Haut ist an diesen Stellen meist trocken, kann aber auch nässen. Durch das Kratzen klingt die Entzündung einfach nicht ab.
Ursache können Putz- oder Waschmittel sein, die Sie nicht vertragen, oder Stoffe, auf die Sie im Laufe der Zeit eine Allergie entwickelt haben (beispielsweise bestimmte Materialien am Arbeitsplatz). Cardiospermum ist auch bei Neurodermitis bewährt.
> Dosierung: 3-mal täglich 5 Globuli (siehe Seite 33/34), bei akuten Beschwerden 4- bis 5-mal täglich einnehmen.

Viola tricolor D3

Sie haben eine sehr empfindliche Haut, bei der immer wieder hartnäckige Entzündungen auftreten, die dann stark nässen. Die Hautstellen schmerzen und brennen. Hört das Nässen auf, beginnen die Partien zu jucken. Die Gefahr dabei ist der Teufelskreis: Sobald Sie wieder kratzen, nässt auch die Haut erneut.
> Dosierung: 3-mal täglich 5 Globuli (siehe Seite 33/34), bei akuten Beschwerden 4- bis 5-mal täglich einnehmen.

WICHTIG: PHASE 3
Die Homöopathie hilft, die Neigung abzubauen, immer wieder allergisch zu reagieren. Deshalb ist das Stabilisieren mit Phase 3 der Entschlackung so wesentlich. Wenn Ihre Beschwerden also nach 2 bis 3 Monaten Phase-2-Behandlung deutlich besser sind, wechseln Sie zu Acidum formicicum (Seite 120).

TIPP: Salbe gegen Juckreiz
Cardiospermum-Salbe (aus der Apotheke) lindert allgemein Juckreiz und unterstützt die Regeneration der Haut. Tragen Sie die Salbe 3-mal täglich dünn auf die betroffenen Partien auf, bis die Beschwerden abklingen.

Anagallis D12

Sie neigen zu bläschenartigem Hautausschlag, der immer wieder an den Fingern oder zwischen ihnen auftritt, manchmal auch auf der Handinnenfläche oder dem Handrücken. Nach einiger Zeit trocknen die Bläschen ein, die Haut wird trocken und kleieartig. Neben dem Aussehen belastet Sie besonders der starke Juckreiz. Diesen Ausschlag nennt man auch dyshidrotisches Ekzem. Eine unmittelbare Ursache ist oft nicht bekannt. Möglich ist eine Nahrungsmittelunverträglichkeit – auch wenn ein Allergietest negativ verlaufen ist. Beobachten lässt sich, dass Verdauungsstörungen mit einer Verschlechterung des Hautbildes einhergehen.
› Dosierung: 2-mal täglich 1 Tablette (Seite 33/34).

Unreine Haut, Pickel, empfindliche Haut

Ihre bisherigen Beschwerden: Vor allem Ihr Gesicht ist von Unreinheiten betroffen, eventuell auch Dekolleté und Rücken. Unter der Haut sind Talgdrüsen sichtbar, Sie haben auch viele Mitesser, also zugesetzte Poren, die man als kleine schwarze Pünktchen sieht. Weil Sie das Ausdrücken nicht lassen können, entwickeln sich auch deshalb immer wieder Pickel. Manchmal haben Sie den Eindruck, die unreine Haut hänge mit Ihrem Zyklus zusammen. Eine hormonelle Ursache liegt auch vor, wenn Frauen über 40 vermehrt um den Mund und am Kinn unreine Haut bekommen. Generell ist Ihre Haut sehr empfindlich und benötigt viel Pflege. Die Haut ist ein wichtiges Ausscheidungsorgan. Über Unreinheiten und übermäßiges Schwitzen signalisiert sie, dass sie nicht im Gleichgewicht ist. Die Haut steht auch mit den Verdauungsorganen, insbesondere der Leber und dem Darm, in Verbindung. Störungen dieser Organe können sich über die Haut äußern.

IHR HAUPTMITTEL IN PHASE 1
Folgende Mittel können bei unreiner und empfindlicher Haut für die Aktivierungs-Phase 1 infrage kommen:
› Sulfur
› Nux vomica
› Okoubaka
› Acidum formicicum
Bitte vergleichen Sie auch die anderen ab Seite 40 genannten Mittel.

Ihr persönlicher Gesundheitsweg
Sepia D12

Sie leiden unter Bläschen, kleinen Pickeln und immer wieder unreiner Haut, vor allem um den Mund und an der Kinnpartie. Mal sieht die Haut ohne Ihr Zutun besser aus, dann wieder schlechter. Sie beobachten, dass sich das Hautbild besonders vor der Peri-

> **TIPP: Honigmaske**
> 2 EL reinen Honig, 1 TL Heilerde und 2 Tropfen Lavendelöl zu einer Paste mischen, auf dem gereinigten Gesicht verteilen und 15 Minuten einwirken lassen. Mit warmem Wasser entfernen. Der Honig unterstützt den Feuchtigkeitshaushalt der Haut und wirkt antibakteriell. Heilerde entfernt überschüssiges Fett und leitet Giftstoffe aus. Lavendelöl heilt Unreinheiten und lindert Entzündungen.

odenblutung verschlechtert. Auffallend sind auch die zunehmenden Pigmentstörungen. Sie schwitzen stark, und trotz sorgfältiger Hygiene riecht der Schweiß sehr unangenehm.
> Dosierung: 2-mal täglich 5 Globuli (siehe Seite 33/34).

Selenium D12

Im Gesicht, am Rücken und auf der Brust ist die Haut unrein und durchsetzt mit Mitessern und vergrößerten Talgdrüsen. Sogar die Kopfhaut ist betroffen. Sie beobachten vermehrten Haarausfall, wobei das Haar an anderen Körperstellen regelrecht zu sprießen scheint. Selenium ist bewährt, wenn durch ein hormonelles Ungleichgewicht vermehrt Probleme an Haut, Haaren und Nägeln auftreten (siehe auch Seite 106).
> Dosierung: 2-mal täglich 5 Globuli (siehe Seite 33/34).

Natrium chloratum D12

Bläschen und Hautunreinheiten zeigen sich auf der Stirn und am Haaransatz. Besonders betroffen ist die T-Zone: Stirn, Nase und Kinn. Dagegen ist die Haut an den Wangen so trocken, dass Sie häufig cremen müssen, damit sie nicht schuppt. Auch die Lippen sind spröde und rissig. Natrium chloratum hilft auch sehr gut bei Mallorca-Akne – wenn die Haut, bedingt durch UV-Licht und Sonnenschutzcreme, kleine Bläschen und eitrige Entzündungen zeigt. Auch bei Lippenherpes, der durch starkes UV-Licht am Meer oder im Gebirge begünstigt wird, ist das Mittel bewährt.
> Dosierung: 2-mal täglich 5 Globuli (siehe Seite 33/34).

Tattoos, Piercings und Narben

Ihre bisherigen Beschwerden: Irgendwie fühlen Sie sich nicht »auf der Höhe«, und Sie glauben, dass Ihr Allgemeinbefinden lahmt, seit Sie sich ein Tattoo oder Piercing stechen ließen. Solche Eingriffe an der Haut können Regelkreise des Organismus durcheinanderbringen. Bei manchen Menschen zeigt sich eine Hautreaktion, die richtig wehtun kann, oder sogar eine Entzündung. Wenn Sie deswegen chemische Schmerzmittel oder Antibiotika eingenommen haben, ist Phase 1 (Seite 40) besonders wichtig.

Gleiches gilt für Narben nach einer (kosmetischen) Operation, wenn man die Narbe immer wieder mal spürt. Narben können sich zu Störfeldern entwickeln, egal wie groß oder klein sie sind. Homöopathische Mittel können dabei helfen, eine Narbe schön verheilen zu lassen. Vermeiden Sie eine längerfristige Cortisonbehandlung, auch wenn die Narbe zur Wulstbildung (Keloid) neigt. Sprechen Sie frühzeitig mit einem erfahrenen Therapeuten, und nehmen Sie nach der Operation konsequent Homöopathika ein.

Ihr persönlicher Gesundheitsweg
Calcium fluoratum D12

Tattoos sind für Sie von großer Bedeutung, weshalb der Besuch im Studio für Sie ein Event war. Sie sind sehr zufrieden, und das Ergebnis hebt Ihr Selbstwertgefühl. Calcium fluoratum hilft, dass die durch das Stechen verursachte Hautreizung rasch wieder abklingt und die Haut geschmeidig bleibt.
> Dosierung: 2-mal täglich 5 Globuli (siehe Seite 33/34). Durch die Tattoos nehmen Haut und Unterhautgewebe feine Partikel auf. Damit diese auch später nicht zu Irritationen führen, sollten Sie das Mittel immer wieder mal 3 Wochen lang einnehmen.

Ledum D6

Piercings gefallen Ihnen und verbessern Ihr Körpergefühl. Sie wissen jedoch, dass Ihr Gewebe und die Schleimhäute zu Entzündungen oder Schmerzen neigen.
> Dosierung: 3-mal täglich 5 Globuli über 2 Monate gemäß dem Schema auf Seite 34 – auch wenn Sie keine Beschwerden haben.

Staphisagria D12

Wenn Ihre Haut verletzt wurde und die Narbe abzuheilen beginnt, ist Staphisagria angezeigt. Es trägt dazu bei, dass Narben kosmetisch optimal verheilen und nicht zu einem Störfeld werden (Seite 12). Das Mittel lindert zudem Narbenschmerzen. Staphisagria finden Sie auch in Phase 1 (Seite 47, 53); es ist allgemein bewährt bei Verletzungen körperlicher und seelischer Art.
> Dosierung: 2-mal täglich 5 Globuli (siehe Seite 33/34).

IHR HAUPTMITTEL IN PHASE 1

Folgende Mittel können bei Tattoos, Piercings und Narben für die Aktivierungs-Phase 1 infrage kommen:
> Nux vomica
> Okoubaka
> Thuja
> Arnica

Bitte vergleichen Sie auch die anderen ab Seite 40 genannten Mittel.
Nehmen Sie unmittelbar nach einer Operation Arnica D6 ein, am ersten und zweiten Tag 4- bis 5-mal täglich 5 Globuli, danach 3-mal täglich, bis Blutergüsse und Schwellung nicht mehr sichtbar sind.

Calendula D6
Sie neigen zur Bildung wulstiger Narben, selbst wenn die Wunde nicht groß war. Wunden verheilen bei Ihnen sehr langsam. Calendula ist auch ein bewährtes Mittel nach einer Entbindung, insbesondere wenn ein Dammschnitt notwendig war.
> Dosierung: 3-mal täglich 5 Globuli (siehe Seite 33/34).
> Massieren Sie die Narbe 2- bis 3-mal täglich mit **Silicea-Salbe**.

Haare und Nägel
Ihre bisherigen Beschwerden: Schöne Haare und Nägel stärken das positive Körpergefühl, und die Blicke der Mitmenschen geben Bestätigung. Wenn Sie nun sich selbst betrachten – fällt das Urteil zu kritisch aus? Haarspliss, Haarausfall, rissige Nägel können durch chemische Medikamente hervorgerufen werden oder auch Zeichen einer inneren Erkrankung sein. Sprechen Sie mit Ihrem Arzt oder Apotheker darüber. Auch wenn die Ursache ungeklärt bleibt, kann Ihnen die Homöopathie helfen.

Ihr persönlicher Gesundheitsweg
Staphisagria D12
Seelische Ereignisse und Stressfaktoren haben nicht nur in Ihrem Gemüt Spuren hinterlassen. Ihnen gehen immer mehr Haare aus. Sie sind bereits licht, an manchen Stellen regelrecht kahl.
Staphisagria ist ein bewährtes Mittel, wenn seelische Belastungen einfach zu viel werden. In Phase 1 bekommen Sie noch mehr Hinweise zu diesem Mittel (Seite 47, 53).
> Dosierung: 2-mal täglich 5 Globuli (siehe Seite 33/34).

Alumina D12
Sie leiden unter starken Kopfschuppen; die Kopfhaut ist trocken, an einzelnen Stellen gerötet und juckt häufig. Auch die Körperhaut ist insgesamt trocken und neigt zu Juckreiz.
Sie wissen, wie wichtig konsequente Hautpflege ist, da ansonsten Bereiche rissig werden, sich Schrunden oder ein hartnäckiges Ekzem bilden können. Häufig sind auch Ihre Nägel brüchig.
> Dosierung: 2-mal täglich 5 Globuli (siehe Seite 33/34).

IHR HAUPTMITTEL IN PHASE 1
Folgende Mittel können bei Haar- und Nägelproblemen für die Aktivierungs-Phase 1 infrage kommen:
> Sulfur
> Nux vomica
> Okoubaka
> Propolis

Bitte vergleichen Sie auch die anderen ab Seite 40 genannten Mittel.

> **Mahonia-aquifolium-Creme** dünn auf die Kopfhaut auftragen, über Nacht einwirken lassen, am nächsten Tag Haare waschen.
> Gerade bei Schuppenbildung sollte das Haar nicht zu häufig gewaschen und nicht zu heiß geföhnt werden. Lassen Sie vor dem Haarewaschen ein pflanzliches Haaröl (zum Beispiel Klettenwurzel) etwa 10 Minuten lang auf die Kopfhaut einwirken. Verwenden Sie ein mildes Shampoo. Und trinken Sie viel stilles Wasser.

Selenium D12

Stimmungsmäßig fühlen Sie sich nicht gut, zumal sich Ihr Hautbild seit einiger Zeit trotz Pflege verändert: Ihre Haut ist unrein, unangenehm fettig, vor allem die Kopfhaut – Sie könnten täglich Ihre Haare waschen. Sie stellen vermehrten Haarausfall fest; andererseits wächst das Haar an unerwünschten Stellen. Die Nägel sind brüchig und weisen Längs- und Querrillen auf.
Wenn bei Frauen die Körperbehaarung zunimmt, hilft Selenium, die hormonelle Situation zu stabilisieren. Das Thema sollte jedoch unbedingt mit dem Gynäkologen besprochen werden.
> Dosierung: 2-mal täglich 5 Globuli (siehe Seite 33/34).

Calcium fluoratum D12

Sie haben das Gefühl, dass Ihre Haare und Nägel eine Art Kraft- oder Nährstoff gebrauchen könnten. Gleiches empfinden Sie in Bezug auf Ihr Hautbild: Um die Augenlider zeigen sich würfelartige Falten, insgesamt nimmt die Faltenbildung zu. Außerdem lässt die Bindegewebsfestigkeit an Po, Beinen und Busen nach.
> Dosierung: 2-mal täglich 5 Globuli (siehe Seite 33/34).

Anatherum muricatum D4

Das Wachstum Ihrer Nägel lässt zu wünschen übrig, und am Nagelbett kann es bisweilen zu Entzündungen kommen. Anatherum hilft auch, Entzündungen der Haut zu verhindern, oder bringt diese rasch zum Abklingen. Wenn Sie sich Körperhaare entfernen lassen, nehmen Sie danach einige Tage lang das Mittel ein.
> Dosierung: 3-mal täglich 1 Tablette.
> Täglich **Calcium-fluoratum-Salbe** ins Nagelbett einmassieren.

TIPP: Wenn sich keine Ursache findet
Ohne Zweifel sind eine gesunde Lebens- und Ernährungsweise wichtig für Haut, Haare und Nägel. Genauso wesentlich sind gut funktionierende Ausscheidungsorgane, vor allem der Darm. Wenn keine konkrete Ursache für Ihr Problem gefunden wird, empfiehlt sich in Phase 1 **Okoubaka** für die Entschlackung (Seite 42). Und trinken Sie viel (stilles Wasser) – dies wirkt positiv auf das Hautbild.

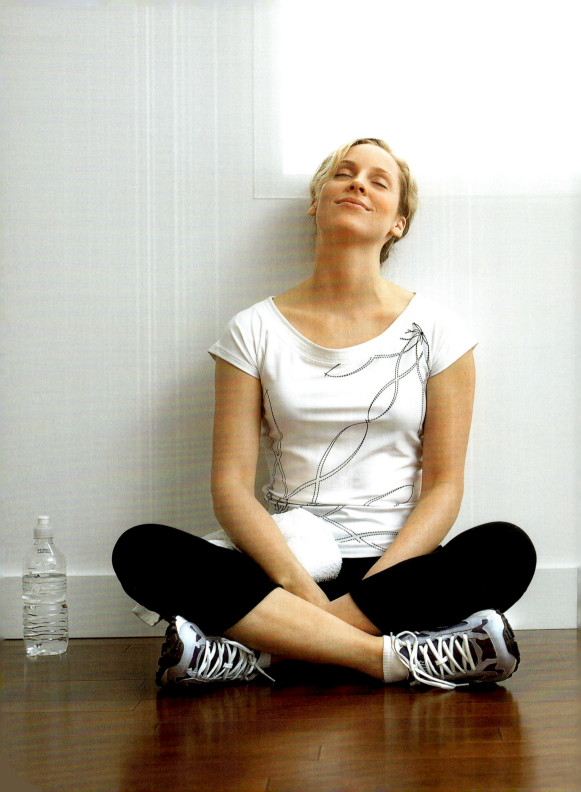

PHASE 3: STABILISIEREN

Es ist wie beim Hausputz: Mit Phase 2 ist das meiste erledigt, aber ein bisschen ist noch nachzubessern. Dann werden Sie sich auch auf Dauer rundum fit fühlen.

Wirklich gesund werden und bleiben 110

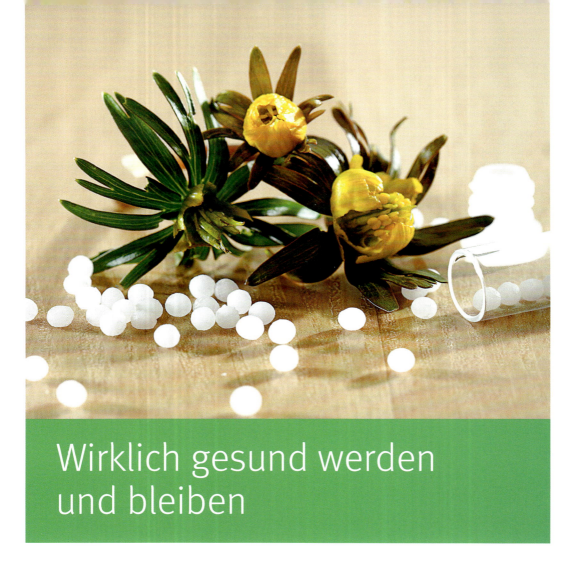

Wirklich gesund werden und bleiben

Es geht Ihnen inzwischen viel besser, Ihre Beschwerden sind großenteils verschwunden, nur manche erweisen sich als erstaunlich hartnäckig. Damit auch diese schließlich ganz wegbleiben, setzen Sie noch eine Ebene tiefer an: bei der Krankheitsneigung, die Ihre Beschwerden immer wieder aufflammen lässt. Fragen Sie sich: »Wo liegt mein Problembereich, wo treten zumeist Symptome auf, welches Organ erkrankt am häufigsten?« Hier finden Sie das homöopathische Mittel, das Ihre Schwachstelle endgültig heilt.

Kopf, Hals und Brust

Kopfschmerzen, Migräne
Scutellaria D6

»Mein Kopf, meine Nerven«, haben Sie oft gestöhnt. Und Sie wissen genau: Je entspannter und ausgeruhter Sie sind, desto seltener treten die migräneartigen Kopfschmerzen auf, die Sie immer noch an manchen Tagen überfallen – vor allem dann, wenn Sie unruhig geschlafen haben, weil Sie häufig aufgewacht sind oder einen Albtraum hatten. Im Übrigen ist Scutellaria bewährt, wenn nach einer Erkrankung oder seelisch aufrührenden Ereignissen Erschöpfung, Müdigkeit und Kopfschmerzen auftreten.
› Dosierung: 3-mal täglich 5 Globuli (siehe Seite 33/34).
› Weitere Maßnahmen: Vermeiden Sie Stress, auch wenn Sie das Gefühl haben, er mache Ihnen nichts aus. Versuchen Sie, am Wochenende und auch in kleinen Pausen tagsüber gezielt aufzutanken (indem Sie beispielsweise Ruheoasen schaffen, autogenes Training machen). Und: Ganz verzichten müssen Sie nicht, aber meiden Sie Alkohol und Süßes möglichst weitgehend. Trinken Sie viel Wasser – eine erhöhte Flüssigkeitszufuhr ist gut für die Durchblutung und kann Kopfschmerzen lindern.

> **TIPP: Dosierung**
> Nehmen Sie Ihr Mittel zum typgerechten Stabilisieren gemäß dem 3-Wochen-Schema (Seite 34) 3 Monate lang ein. Wenn Sie sich im Laufe der Behandlung gesund und stabil fühlen, dann setzen Sie das Mittel ab. Treten die Beschwerden erneut auf, können Sie die Arznei wieder einnehmen.

Zähne, Zahnfüllungen, Zahnfleisch
Silicea D12

Zähne und Zahnfleisch sind nach wie vor Ihr Thema. Sie hatten öfter Zahnfleischbluten, auch entzündete Zahnfleischtaschen und einen leicht fauligen Geschmack im Mund. Weil Ihr Zahnschmelz nicht besonders hart ist, müssen Zahnfüllungen häufig gewechselt werden. Jetzt steht das Thema Implantate an.
Für Silicea sprechen auch Bindegewebs- und Abwehrschwächen mit Entzündungen, die nicht abheilen wollen. Es ist ein Mittel, das stärkt und aufrichtet – sowohl körperlich als auch emotional.
› Dosierung: 2-mal täglich 5 Globuli (siehe Seite 33/34). Silicea können Sie auch länger als 3 Monate einnehmen.
› Wenn Sie Silicea bereits in Phase 2 genommen haben, wechseln Sie nun zu Calcium phosphoricum D12, 2-mal täglich 5 Globuli.

TIPP: Salbei für gesundes Zahnfleisch
Tägliche Mundspülungen aus Salbei und Meersalz beugen Zahnfleischerkrankungen effektiv vor. Beide wirken leicht antiseptisch, adstringierend und entzündungslindernd, das Zahnfleisch wird gekräftigt: 2 TL getrockneten Salbei mit 250 ml kochendem Wasser übergießen, zugedeckt 15 Minuten ziehen lassen. Abseihen, ½ TL Meersalz dazugeben, auf lauwarme Temperatur abkühlen lassen (alle 2 Tage erneuern). Nach dem Zähneputzen den Mund mit der Lösung spülen.

Es ergänzt Silicea ideal, zumal Sie damit nicht nur den Kieferknochen stabilisieren, sondern den gesamten Knochenstoffwechsel.
› Weitere Maßnahmen: Neben täglichem Ölziehen (Seite 61), Zähneputzen sowie Säubern mit Zahnseide steht eine »zahngesunde« Ernährung im Blickpunkt. Achten Sie darauf, Vitamin-C-reich zu essen – der Stoff verhindert Entzündungen, bekämpft Bakterien und heilt das Zahnfleisch. Auch viel Kalzium und Magnesium sind gut, da sie die Zähne allgemein stärken. Und: Achten Sie auf eine regelmäßige Verdauung (am besten durch eine ballaststoffreiche Ernährung!); denn ist diese gestört, kommt es häufig zu Problemen mit dem Zahnfleisch.

Nase und Nasennebenhöhlen
Thuja D12
In der Vergangenheit hatten Sie ständig Probleme mit Erkältungen. Vor allem die Schleimhäute von Nase und Nasennebenhöhlen waren ständig entzündet, bildeten quasi einen »Herd«. Sie spüren immer noch, wie anfällig Sie sind. Sobald Sie frösteln, Ihre Hände und Füße kalt sind oder jemand in Ihrer Nähe niest, beginnt Ihre Nase zu kitzeln. An manchen Tagen müssen Sie mehrfach die Nase putzen, weil sich Schleim bildet, der teilweise auch im Rachen spürbar ist (sodass Sie den Schleim ausspucken). Thuja ist ein bewährtes Mittel, wenn Sie zu Infekten neigen – das gilt für die Atem-, aber auch für die Harnwege.
› Dosierung: 2-mal täglich 5 Globuli (siehe Seite 33/34).
› Weitere Maßnahmen: Stabilisieren Sie Ihre Nasenschleimhaut, indem Sie regelmäßig Nasentropfen oder Sprays auf Meersalzbasis anwenden (aus der Apotheke). Auch gut: Machen Sie mehrmals wöchentlich eine Nasenspülung mit einer Salzlösung.

Mandeln, Lymphdrüsen
Calcium jodatum D12
Schluckbeschwerden, Halsweh, entzündete Mandeln, vergrößerte Lymphdrüsen am Hals – diese Beschwerden kennen Sie ebenso wie die übliche Behandlung. Sie haben das Gefühl, ein Infekt folgt dem anderen, ohne dass eine entscheidende Besserung ein-

tritt. Deshalb haben Sie auch in Phase 2 Calcium jodatum genommen. Nehmen Sie es längerfristig weiter gemäß dem 3-Wochen-Schema (Seite 34). Übrigens: Bei vergrößerten und immer wieder entzündeten Mandeln hilft Calcium jodatum, die anhaltend geschwächte Abwehrfunktion der Mandeln zu stabilisieren.
› Dosierung: 2-mal täglich 5 Globuli (siehe Seite 33/34).
› Weitere Maßnahmen: Um die Funktion der Lymphknoten im Halsbereich anzuregen, empfiehlt es sich, etwas Abrotanum-Salbe (DHU) dünn in die Haut am Hals einzumassieren: Beginnen Sie unterhalb des Ohrläppchens, und fahren Sie dann in kreisenden Bewegungen den Hals entlang bis zum Brustbein fort – erst die rechte, danach die linke Halsseite, 1-mal täglich. Das regt den Lymphabfluss an, Schlacken und Entzündungsstoffe werden vermehrt abtransportiert.

Schilddrüse
Thyreoidinum D6
Wenn sich die Schilddrüsenwerte auch durch die vom Arzt verordneten Medikamente normalisiert haben, nehmen Sie das Mittel zur weiteren Stabilisierung ein. Es ist auch bewährt, wenn die Entzündung (Autoimmunthyreoiditis) abgeklungen ist. Trotz allem spüren Sie phasenweise diese innere Unruhe, Ihr Temperaturhaushalt kann oft zwischen Schwitzen und Frösteln schwanken, genauso wechselhaft ist Ihr Appetit. Dann pocht wie aus heiterem Himmel Ihr Herz wieder tagelang sehr heftig.
› Dosierung: 1-mal täglich 5 Globuli (siehe Seite 33/34).

Weibliche Brustdrüse
Calcium fluoratum D12
Die Veränderungen im Brustgewebe sind glücklicherweise gutartig und machen keine Beschwerden mehr. Mit Calcium fluoratum haben Sie eine Chance, dass sich Zysten und Knötchen zurückbilden und gleichzeitig das Bindegewebe stabilisiert wird.
› Dosierung: 2-mal täglich 5 Globuli (siehe Seite 33/34).
› Weitere Maßnahmen: Stärken Sie Ihre Brustmuskulatur gezielt durch Übungen, etwa mit Wandliegestützen. Massieren Sie die

TIPP: Die Schilddrüse stabilisieren
Wenden Sie zusätzlich **Calcium-fluoratum-Lotion** an – am besten abends rund um die Schilddrüse dünn auftragen (auch bei Schilddrüsenzysten bewährt). Calcium fluoratum ist nicht nur für die Haut und das Bindegewebe ein hervorragendes Mittel, sondern es wirkt auch positiv auf die Drüsen.

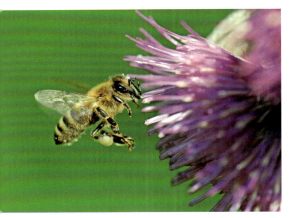

Propolis (Seite 115) ist eine Art Baumaterial, das Bienen aus Baumharz, Wachs, Blütenpollen, ätherischen Ölen und Speichel herstellen. Mit der klebrigen Substanz wird der Bienenstock ausgekleistert und repariert. Die Inhaltsstoffe schützen zudem vor Bakterien, Pilzen und anderen schädlichen Mikroorganismen.

Brust einmal täglich mit Silicea-Lotion (aus der Apotheke) – von der Brustwarze in kreisenden Bewegungen bis zur Achselhöhle.

Atemwege, Bronchien
Phosphorus D12
Ob in der kühlen Jahreszeit oder wenn wieder mal ein Infekt kursiert – ständig reagieren Ihre Bronchien. Mal mit einem trockenen Husten, dann wieder lässt sich Schleim abhusten. Schon beim Treppensteigen kommen Sie aus der Puste. An manchen Tagen haben Sie großen »Lufthunger«, ein ausgeprägtes Bedürfnis nach viel frischem Sauerstoff. Sie fühlen sich rasch erschöpft und brauchen immer wieder kurze Ruhepausen, um zu Kräften zu kommen.
> Dosierung: 2-mal täglich 5 Globuli (siehe Seite 33/34).
> Weitere Maßnahmen: Vermeiden Sie möglichst alles, was Ihre Atemwege reizen könnte, wie schlecht gelüftete Räume, Nikotinluft oder zu starke Düfte (intensiv riechende Blumen, Parfüms). Halten Sie in der klassischen Erkältungszeit Ihr Immunsystem abwehrbereit, beispielsweise durch eine betont Vitamin-C-reiche Ernährung, und waschen Sie sich häufig die Hände.

Immunsystem, Lymphsystem, Bindegewebe

Allergische Erkrankungen (Heuschnupfen)
Galphimia D12
Das Mittel hat eine Mehrfachwirkung: Es kann bei akuten Heuschnupfenbeschwerden angewendet werden (wie in Phase 2, Seite 74), aber auch zur langfristigen Hyposensibilisierung bei Neigung zu allergischen Erkrankungen. Dabei ist unerheblich, worauf Sie im Einzelnen allergisch reagieren. Ideal: Nehmen Sie Galphimia rund acht Wochen, bevor Ihre akuten Heuschnupfenbeschwerden üblicherweise auftreten. Die Allergieneigung wird so spürbar reduziert, vor allem, wenn Sie Jahr für Jahr so vorgehen. (Vergleichen Sie auch Acidum formicicum, Seite 120).

> Dosierung: 1-mal täglich 5 Globuli (siehe Seite 33/34).
> Weitere Maßnahmen: Die Schleimhäute des Darms hängen eng mit denen der Atemwege zusammen. Achten Sie deshalb unbedingt auf eine regelmäßige Verdauung. Je stabiler die Darmflora ist und je ernährungsbewusster Sie sich verhalten, desto mehr tragen Sie zum Abbau der Allergieneigung bei.

Umweltbedingte Erkrankungen
Propolis D12
Umweltbedingt ausgelöste Beschwerden sind in ihrer Ausprägung äußerst unterschiedlich. Unabhängig davon ist Propolis ein Mittel, das generell stabilisiert. Denn es hilft, die Überempfindlichkeit auf verschiedenste Substanzen abzubauen. Sie werden sich insgesamt viel stabiler und wohler fühlen.
> Dosierung: 2-mal täglich 5 Globuli (siehe Seite 33/34).
> Weitere Maßnahmen: Ob sich die Beschwerden an der Haut zeigen, an den Schleimhäuten oder in Ihrem Allgemeinbefinden – meine nachdrückliche Empfehlung lautet: Stabilisieren Sie den Darm durch eine bewusste Ernährung (Seite 24).

Lymphsystem, Bindegewebe
Acidum hydrofluoricum D12
Das Mittel ist ein Klassiker zur Stabilisierung des Bindegewebes (einschließlich der Venen) und des Lymphsystems. Es stärkt und reguliert den Lymphabfluss, was sich auch auf starkes Schwitzen (zumal an Händen und Füßen) positiv auswirkt. Die oft gleichzeitig bestehenden Verdauungsstörungen mit Magenbeschwerden und der unregelmäßige Stuhlgang sind als »Organschwäche« zu verstehen. Auch sie werden durch das Mittel stabilisiert.
Bei Bindegewebsschwäche und Lymphstauungen gibt es häufig auch Probleme mit den Nägeln, weil Schlacken nicht abtransportiert werden und das Nagelwachstum sowie die Regeneration eingeschränkt sind. Acidum hydrofluoricum hilft bei Nagelwachstumsstörungen mit auffälliger Rillenbildung sowie spröden und brüchigen Nägeln (vergleiche Silicea, Seite 121).
> Dosierung: 2-mal täglich 5 Globuli (siehe Seite 33/34).

TIPP: Baden entschlackt
Regelmäßige Bäder helfen, den Körper zu reinigen und zu entgiften. Der Blutkreislauf und das Lymphsystem werden angeregt. Für ein entschlackendes Bad verrühren Sie je 2 Tropfen ätherisches Zypressen-, Ingwer- und Grapefruitöl in etwas Vollmilch und geben sie zusammen mit 250 g Bittersalz (aus der Apotheke) ins warme Badewasser. Mindestens 15 Minuten baden, danach kalt abduschen. Alle 3 bis 4 Wochen wiederholen.

› Weitere Maßnahmen: Eine ausgewogene, basische Ernährung (Seite 24 ff.) regt die Ausscheidung über Niere und Darm an. Schlacken können wieder abfließen, vor allem aus dem Bindegewebe. Regen Sie den Lymphabfluss zusätzlich durch eine Massage mit Silicea-Lotion an: Geben Sie ein wenig auf den gestauten Bereich und massieren Sie sanft in Richtung Körpermitte.

Bauch und Unterleib

Magen
Colocynthis D12
Emotionale Ereignisse schlagen Ihnen meist auf den Magen, selbst Kleinigkeiten machen ihm zu schaffen. Dann meldet sich das Sonnengeflecht, der Solarplexus, und Sie haben das Gefühl, als schnüre sich der gesamte Magen zusammen. Manchmal ist der Schmerz kolikartig, sodass Sie sich zusammenkrümmen müssen. Das erleichtert die Beschwerden genauso wie Wärmeanwendungen (mit einem Kirschkernkissen oder einer Wärmflasche).
› Dosierung: 2-mal täglich 5 Globuli (siehe Seite 33/34).
› Weitere Maßnahmen: Entspannungstechniken helfen, gelassener zu werden – die Möglichkeiten reichen von autogenem Training bis Yoga. Achten Sie zudem mehr auf Ihre Ernährung, trinken Sie weniger Kaffee und Alkohol und naschen Sie weniger.
› Geht es speziell um Magenkeime (Helicobacter pylori), lesen Sie bitte die in Phase 2 beschriebenen Maßnahmen (Tipp-Kasten Seite 84 unten). Rollkur und Haferschleim haben sich auch längerfristig zum Stabilisieren bewährt.

Darm
Argentum nitricum D12
Sie kennen die Reaktion Ihres Körpers auf emotional aufregende Ereignisse, zumal wenn diese unerwartet eintreten oder kaum einzuschätzen waren. Sowohl der Darm als auch die Blase reagieren mit heftigem Drang. Sie wissen, dass Sie ein »nervöses Hemd« sind, das wurde Ihnen auch schon von anderen bestätigt.
› Dosierung: 2-mal täglich 5 Globuli (siehe Seite 33/34).

TIPP: Zungencheck
Ist die Darmflora in Ordnung? Ist der Stoffwechsel stabil? Es gibt eine ganz einfache Methode, um sich selbst zu vergewissern: Betrachten Sie Ihre Zunge im Spiegel. Ist sie feucht, rötlich und ohne Belag, spricht das für eine ausgewogene Darmflora und eine physiologische Stoffwechselsituation.

› Weitere Maßnahmen: Sie sollten ruhiger werden – und bei kleinen Dingen beginnen, sich das anzutrainieren. Essen Sie beispielsweise bewusster, kauen Sie langsamer und länger. Reduzieren Sie außerdem Ihren Konsum an Süßigkeiten und Backwaren aus Weißmehl. Trinken Sie viel grünen Tee und stilles Wasser, dann lässt mittelfristig auch das unangenehme Völlegefühl nach, die leidigen Blähungen sowie das hörbare Aufstoßen klingen ab.

Stoffwechsel
Antimonium crudum (Stibium sulfuratum nigrum) D12

Zusammen mit einer ausgewogenen Ernährung (Seite 24) hilft das Mittel, den Stoffwechsel zu stabilisieren und Übergewicht abzubauen. Alle Faktoren, die mit dem Zucker- und Fettstoffwechsel zusammenhängen, werden positiv beeinflusst. Sie werden bemerken, wie sich Ihre allgemeine Stimmung hebt und Sie viel ausgewogener reagieren und handeln.
› Dosierung: 2-mal täglich 5 Globuli (siehe Seite 33/34).
› Nach mehrmonatiger Anwendung von Antimonium crudum nehmen Sie 2 Monate lang **Espeletia grandiflora D3** (3-mal täglich 5 Globuli, Seite 33/34). Das Mittel hilft – auch in Kombination mit allopathischen Medikamenten –, Ablagerungen in den Blutbahnen zu vermeiden und die Blutgefäße elastisch zu halten.

Harnwege
Dulcamara D12

Dass Frauen deutlich öfter Probleme mit der Blase und mit Harnwegsinfekten haben als Männer, ist vor allem anatomisch bedingt: Der weibliche Harnleiter ist nur rund 4 cm lang, krank machende Keime und Kälte können rasch in die Blase aufsteigen und einen Infekt oder eine Verkühlung verursachen.

GU-ERFOLGSTIPP

ABNEHMEN MIT HOMÖOPATHIE

Übergewicht hängt meist mit einem »lahmen« Stoffwechsel zusammen. **Antimonium crudum D12** beschleunigt ihn effektiv: Die Nahrung wird besser verdaut, und Schlacken werden leichter ausgeschieden. Dosierung: 2-mal täglich 5 Globuli, 3 bis 4 Monate lang (Seite 33/34).
Essen Sie nicht unbedingt weniger, sondern ausgewogener (Seite 24). Erfahrungsgemäß ist Trennkost äußerst effektiv, auch um die Figur längerfristig und ohne Jo-Jo-Effekt zu halten.
Die homöopathische Arznei und eine vitalstoffreichere, leichtere Ernährung sorgen übrigens nebenbei für gute Laune – das hilft sehr beim Abnehmen.

> **TIPP: Abendliches Fußbad**
> Erfahrungsgemäß können Fußbäder einem Harnwegsinfekt vorbeugen: Füllen Sie rund 30 °C warmes Wasser knöchelhoch in eine Wanne, stellen Sie Ihre Füße hinein, und geben Sie nach und nach heißes Wasser hinzu – bis das Bad rund 38 °C warm ist. Während dieser etwa 20-minütigen Prozedur können Sie sich hervorragend entspannen, die Füße werden durchwärmt, man kann besser ein- und durchschlafen. Nicht während der Periode oder bei starken Krampfadern anwenden.

Sobald es also kühl wird oder Sie an einem vermeintlich lauen Sommerabend zu luftig angezogen sind, meldet sich die Blase unweigerlich. Obwohl Sie eigentlich gerne schwimmen und jedes Mal sofort die Badebekleidung wechseln, sind Sie auch in diesen Fällen rasch mit einer Blasenentzündung geplagt.
> Dosierung: 2-mal täglich 5 Globuli (siehe Seite 33/34).

Prostata
Conium D12
Mehr als einmal müssen Sie nachts zur Toilette, auch tagsüber spüren Sie häufigen Harndrang, wobei der Harnfluss dann eher zögerlich einsetzt. Der Strahl ist dünn, und – besonders unangenehm – der Urin kann schon mal nachtröpfeln. In diesem Zusammenhang haben Sie Ihren Arzt auch schon auf Ihr Gefühlsleben angesprochen, denn Ihre nachlassende sexuelle Aktivität schlägt sich auch auf Ihr Gemüt.
> Dosierung: 2-mal täglich 5 Globuli (siehe Seite 33/34).
> Weitere Maßnahmen: Auch über Ernährung lassen sich Beschwerden der Prostata bessern und Ihre Aktivität wieder steigern. Es genügen oft schon kleine Veränderungen. Verzichten Sie auf täglichen Fleisch- und Alkoholkonsum, reduzieren Sie Süßes. Sie werden spüren, dass sich durch eine erfolgreiche Umstellung auch Ihre Lebenseinstellung positiv ändert.

Vaginalbereich
Natrium chloratum D12
Das Leben besteht aus Veränderung – das gilt sowohl für unser Gefühlsleben als auch für das Körperliche. Sie spüren, dass sich auch Ihr Intimleben ändert, und daran sind offenbar die Hormone schuld. Unangenehm sind die trockenen Schleimhäute, vor allem im Scheidenbereich, weshalb Sie unter immer wiederkehrenden Pilzinfektionen leiden. Das leidige Thema nimmt Ihnen jegliche Lust auf Sex.

Das aus natürlichem Salz hergestellte Mittel Natrium chloratum hat einen engen Bezug zum Wasserhaushalt. Einerseits haben Sie eher trockene Schleimhäute, andererseits lagern Sie immer wie-

der Wasser ein, denn die Beine sind manchmal angeschwollen, wie Sie überhaupt zu Schwellungen neigen. Dann ist Natrium chloratum Ihr Mittel zur Regulierung des Wasserhaushalts und zur Stabilisierung Ihrer Gesundheit.
> Dosierung: 2-mal täglich 5 Globuli (siehe Seite 33/34).
> Weitere Maßnahmen: Allein durch eine erhöhte Flüssigkeitszufuhr (stilles Wasser, grüner Tee) können Sie trockenen Schleimhäuten zumindest teilweise entgegenwirken. Für die Schleimhäute im Intimbereich gibt es Vaginalgels auf natürlicher Basis (aus der Apotheke).

Die Hekla ist einer der aktivsten Vulkane Islands. Nach Ausbrüchen – zuletzt im Jahr 2000 – sind immer wieder große Bereiche der Insel mit Asche und Gestein bedeckt. Aus dieser Asche wird das homöopathische Mittel Hekla lava hergestellt.

Bewegungsapparat

Gelenke
Hekla lava D6

Seit einiger Zeit schmerzen Ihre Gelenke nicht mehr so extrem, wie es schon einmal der Fall war. Auch Ihr Arzt hat Ihnen bestätigt, dass die starke Entzündung in den Gelenken deutlich abgeklungen sei. Dennoch spüren Sie Ihre Gelenke häufig, vor allem, wenn Sie etwas heben oder tragen. Insgesamt haben Sie den Eindruck, als hätte sich auch die Beweglichkeit der Gelenke noch nicht ausreichend gebessert.
Auch möglich: Sie haben immer wiederkehrende oder auch anhaltende Rückenschmerzen.
> Dosierung: 3-mal täglich 1 Tablette (siehe Seite 33/34).
> Weitere Maßnahmen: »Wer rastet, der rostet« – machen Sie sich diesen Leitspruch zu eigen. In welcher Weise Sie Ihr persönliches Training durchführen, ist nicht entscheidend. Wichtig ist, dass Sie konsequent täglich üben und in Bewegung bleiben. Entlasten Sie Ihre Gelenke auch, indem Sie überflüssige Pfunde abspecken, bauen Sie mehr basische Kost in Ihren Speiseplan ein (Seite 25): Essen Sie mehr Obst und Gemüse, Fleisch- und Wurstwaren bitte deutlich reduzieren!

Muskeln und Sehnen
Ruta D6
Das Mittel stabilisiert langfristig alles, was mit Schmerzen und Entzündungen im Bereich der Muskeln, Bänder, Sehnen sowie Sehnenscheiden zu tun hat – wenn Sie beispielsweise Ihren Bewegungsapparat ständig überfordern, etwa beim Golfen oder im Fitnessstudio. Auch wenn eine Prellung oder Zerrung schon länger zurückliegt, die Beschwerden aber nie wirklich abgeklungen sind, ist Ruta hilfreich.
> Dosierung: 2-mal täglich 5 Globuli (siehe Seite 33/34).
> Weitere Maßnahmen: Gerade die Muskulatur ist häufig von Schlacken durchsetzt – bei einer Massage spürt man sie oft als verhärtete und schmerzhafte Stellen. Deshalb kann ich Ihnen nur nachdrücklich empfehlen, auf einen ausgewogenen Säure-Basen-Haushalt zu achten (Seite 17 und 25).

TIPP: Muskelbalsam
Massieren Sie die schmerzhaften Partien mit **Arnica comp. Gel** DHU (aus der Apotheke). Das Gel kühlt, wirkt schmerzlindernd und entspannend.

Haut, Haare, Nägel

Allergische Hautreaktion
Acidum formicicum D12
Sie haben eine ausgesprochene Neigung, an den Schleimhäuten der Augen, der Nase, des Rachens und der Bronchien allergisch zu reagieren (vergleiche Galphimia, Seite 114). Auch die Haut kann betroffen sein – sie zeigt rötliche Flecken oder kleine Entzündungen, schmerzt oder juckt. Auch Ihr Allgemeinbefinden leidet, Sie fühlen sich nicht leistungsfähig, sind an manchen Tagen erschöpft, auch ohne sich angestrengt zu haben. Acidum formicicum hilft vor allem dann, die Allergieneigung abzubauen, wenn Sie auf viele Substanzen und Stoffe unverträglich oder allergisch reagieren.
> Dosierung: 2-mal täglich 5 Globuli (siehe Seite 33/34).
> Aus langjähriger ärztlicher Erfahrung empfehle ich, besonders auf eine entschlackende Ernährung zu achten (Säure-Basen-Balance, Seite 17 und 25). Denn über die Anregung der Ausscheidungsorgane sowie durch die Stabilisierung der Darmflora lässt sich eine allergische Krankheitsbereitschaft reduzieren.

Unreine Haut, Pickel, empfindliche Haut
Calcium fluoratum D12
Das Mittel wirkt auf das Bindegewebe und die Haut, sodass deren natürliche Form und Funktion möglichst lange erhalten bleiben. Es regeneriert bei beginnender Fältchenbildung und bei unreiner Haut, stützt das Bindegewebe und hilft, Cellulite vorzubeugen.
> Dosierung: 2-mal täglich 5 Globuli (Seite 33/34). Sie können das Mittel monatelang gemäß dem 3-Wochen-Schema nehmen.
> Weitere Maßnahmen: Achten Sie auf innere Harmonie, denn die Haut spiegelt die Emotionen wider. Und sie hängt mit den Verdauungs- und Ausscheidungsorganen eng zusammen – deshalb sind bewusste Ernährung und viel Flüssigkeit so wichtig.

Tattoos, Piercings und Narben
Calendula D6
Alles, was mit Verletzungen der Haut zu tun hat, verweist auf Calendula. Das Mittel hilft, unschöne Narbenbildung zu vermeiden, und ist deshalb auch in Phase 2 ein wichtiges Mittel, damit Narben möglichst ohne sichtbare Spuren verheilen. Sie können das Mittel immer wieder mal einnehmen, damit Ihre Haut durch Tattoos und Piercings nicht »irritiert« ist.
> Dosierung: 3-mal täglich 5 Globuli (siehe Seite 33/34).

Haare und Nägel
Silicea D12
Das Mittel hilft, Haare und Nägel langfristig zu stärken. Wenn sich der regulierende Effekt der Phase 2 deutlich zeigt, dann nehmen Sie jetzt Silicea. Es wirkt auch auf Haut und Bindegewebe aufbauend. (Vergleiche Acidum hydrofluoricum, Seite 115.)
> Dosierung: 2-mal täglich 5 Globuli (Seite 33/34). Bewährt hat sich auch ein 3-wöchiger Wechsel mit **Calcium fluoratum D12.**
> Weitere Maßnahmen: Pflegen Sie Ihr Haar mit einem pflanzlichen Haaröl, das Sie vor dem Haarewaschen einwirken lassen, und verwenden Sie ein mildes Shampoo. Geht es um das Thema Nägel, vielleicht sogar um Nagelpilz: Massieren Sie regelmäßig etwas **Silicea-Salbe** oder **-Lotion** in Nägel und Nagelbett ein.

TIPP: Unterstützung von außen

Die natürliche Narben- und Hautpflege können Sie mit **Calendula-Salbe** äußerlich unterstützen. Für Operationsnarben ist auch **Johanniskrautöl** (aus der Apotheke) sehr bewährt. Tragen Sie 1-mal täglich nach dem Waschen eine kleine Menge dünn auf die Narbe auf. Alternativ können Sie auch **Silicea-Salbe** oder **-Lotion** verwenden.

Bücher und Adressen, die weiterhelfen

BÜCHER

Boericke, W.: **Homöopathische Mittel und ihre Wirkungen.** Verlag Grundlagen und Praxis

Gawlik, W.: **Arzneimittelbild und Persönlichkeitsportrait.** Hippokrates Verlag

Köhler, G.: **Lehrbuch der Homöopathie.** Hippokrates Verlag

Wiesenauer, M./Elies, M.: **Praxis der Homöopathie – eine Arzneimittellehre.** Hippokrates Verlag

... AUS DEM GRÄFE UND UNZER VERLAG

Von Dr. med. Markus Wiesenauer

Das große Homöopathie-Handbuch

Homöopathie-Quickfinder

Mit A. Kerckhoff: **Homöopathie für die Seele**

Mit S. Knapp: **Homöopathie für Schwangerschaft und Babyzeit**

Mehr zur Homöopathie

Grünwald, J./Jänicke, C.: **Grüne Apotheke**

Heepen, G. H.: **Schüßler-Salze (Der große GU-Ratgeber)**

Sommer, S.: **Homöopathie. Heilen mit der Kraft der Natur** und **Homöopathie ab 50**

Stumpf, W.: **Homöopathie (Der große GU-Ratgeber)**

Mehr zum Thema Ernährung

Elmadfa, I., u. a.: **E-Nummern & Zusatzstoffe**

Fritzsche, D.: **Nahrungsmittel-Intoleranzen**

Kraske, E.-M.: **Säure-Basen-Balance**

Lützner, H.: **Wie neugeboren durch Fasten** und **Richtig essen nach dem Fasten**

Wacker, S.: **Basenfasten**

Wacker, S. u. A: **300 Fragen zur Säure-Basen-Balance** und **Entsäuerungskuren**

ADRESSEN

Hier finden Sie Informationen, Anleitung zur Selbsthilfe sowie Homöopathen- und Apothekenlisten

Deutsches Netzwerk für Homöopathie

Kanalstraße 38
D-22085 Hamburg
www.homoeopathie-heute.de

Natur und Medizin e. V.

Am Deimelsberg 36
D-45276 Essen
www.naturundmedizin.de

Deutsche Gesellschaft für klassische Homöopathie e. V.

Saubsdorfer Straße 9
D-86807 Buchloe
www.dgkh-homoeopathie.de

Österreichische Gesellschaft für homöopathische Medizin e. V.

Mariahilferstraße 110
A-1070 Wien
www.homoeopathie.at

Schweizerische Homöopathie Gesellschaft SHG/SGKH

Postfach 1050
CH-8134 Adliswil
www.homoeopathie.org

Deutsche Homöopathie-Union (DHU)

Ottostraße 24
D-76227 Karlsruhe
Tel. 07 21/40 93 01
www.dhu.de
Führender Hersteller von Homöopathika. Auf der Website finden sich zahlreiche Informationen und weiterführende Links zum Thema.

Beschwerden- und Sachregister

Web-Adressen zu speziellen Themen

Amalgam: www.allum.de
Infos zu Allergie, Umwelt und Gesundheit – von der gemeinnützigen Kinderumwelt GmbH, einer Einrichtung des Dachverbandes der Kinder- und Jugendärzte (DAKJ).

E-Nummern:
www.zusatzstoffe-online.de
Der Bundesverband der Verbraucherinitiativen hat dort eine Liste der Lebensmittelzusatzstoffe zusammengestellt.

Kosmetik:
www.kosmetikanalyse.de
Website der Stiftung Hautgesundheit: Hier kann man nachschauen, welche Inhaltsstoffe von Kosmetika empfehlenswert bzw. bedenklich sind. Kosten: 30 Euro für 6 Monate.

Naturkosmetik-Siegel:
www.ecocert.com, info-deutschland@ecocert.com;
www.kontrollierte-natur-kosmetik.de
Infos und Herstellerlisten geprüfter Naturkosmetik (S. 15)

Pestizidbelastung:
www.bvl.bund.de

Säure-Basen-Balance:
www.basenfasten.de
Hier gibt's das Kurvenblatt für den Urin-pH-Test.

A

Abnehmen 117
Abwehrschwäche 93, 111
Abwehrsystem 9 ff.
ACE-Hemmer 79
Ähnlichkeitsregel 28 f.
Aktivieren 31, 37 ff.
Akupunktur 35
Alkohol 41
Allergie 12 ff., 40 ff., 71, 73 ff., 85, 97, 100 ff.
– -neigung 114 f., 120
– -test 74, 101
Allopathie 28
Amalgam 13, 31, 40 f., 59, 63, 78
– Ausleitung 13, 60
Angst 49 f.
Antibiotika 15, 22, 40 ff., 84
Antioxidanzien 13 f.
Antriebsschwäche 17
Aphthen 61, 78
Appetitlosigkeit 17, 52, 76, 86
Appetitschwankungen 113
Arbeitsplatz 16
Ärger 99
Aromatherapiebad 70
Arthritis, rheumatische 97
Arzneimittelprüfung 28 f.
Asthma 14, 44
Atemsystem, Ausscheidung 22
Atemwege 43 ff., 71 ff., 101 f., 112, 114
ätherische Öle 33
Aufbewahrung, Arznei- 33
Aufstoßen 42, 77, 82 ff., 117
Augen 45, 57, 63 f., 67, 74, 76, 79, 100 f., 120
Ausfluss, Scheiden- 43, 46, 93 f.
Ausleitung 13, 23 f., 41, 60
Ausscheidung 17, 22 f.
Ausscheidungsorgane 21 f.
Ausschlag 13, 41, 45 f., 67, 77, 88, 101, 103, 106
Ayurveda 23
Azidose 17 f.

B

Bäder 70, 115
Ballaststoffe 14
Bandscheiben 99
Barometerschmerz 97
Basen 17 ff.
Basenbildner 25, Folder
Bauch → Magen
Bauchspeicheldrüse 87
Beine 50, 78 ff., 119
Belastungen 9, 12 ff.
Beschwerden, unklare 41 ff., 76
Bewegung 26
Bewegungsapparat 95 ff., 119 f.
Bindegewebe 12, 17, 78 ff., 107, 111, 115, 121
Bitterstoffe 24
Blackout 50
Blähungen 42, 44, 77, 85 ff., 117
Bläschen 61, 78, 101, 103 f.
Blase 90 ff., 117 f.
Blockaden 9, 24, 49
Blutanalyse 20
Blutdruck 12, 17, 77, 87
Blutfette 87, 89
Blutzucker 87 f.
Borreliose 97
Bronchien 44, 71 ff., 114, 120
Brust, Knötchen 113
Brust(drüse), weibliche 68 ff., 113
Brustmassage 81
Brustoperation 80
Burn-out 51

C

Calendula-Mundwasser 62
Candida 94
Cellulite 78, 80 f., 121
Checkliste Risiko 20
Chemikalien 14 ff.
Chemotherapie 41
Cholesterin 87, 89
chronische Erkrankungen 9 f.
Cortison 40 f., 44, 78, 105
Cranberrysaft 91

D
Dammschnitt 47, 106
Darm 10 f., 15 f., 22 f., 40 ff., 62, 85 ff., 103, 115
Darreichungsform 33
depressive Verstimmungen 12, 49 ff., 97
Diabetes 87 f.
Diagnose 10
Dilution 33
Divertikulose 87
DMPS-Injektionen 13
Dosierung 29, 33 f.
Drei-Phasen-Konzept 31 f.
Drei-Wochen-Schema 34
Duftallergie 75
Durchfall 28, 44 f., 86
Durstgefühl 88

E
Echinacea-Mundwasser 62
Ecocert-Zeichen 15
Einläufe 22
Einnahmeregeln 33 f.
Eiweiß 14
Ekel 51
Ekzem → Ausschlag
Elektrosmog 16, 77
emotionale Ereignisse 48 ff., 83, 85, 99, 116
Energielosigkeit 63, 66
Entgiftung 22 f., 26, 41
Entschlacken 21 ff.
Entschlackungskur 32
Entzündungen 15, 32, 43, 111
– Darm 10, 40, 45
– Harnwege 90
– Haut 102, 104, 107
– Zähne 61
Enzyme 13, 87
Erbrechen 45, 57, 86
Erdstrahlen 16
Erektionsfähigkeit 92
Erkältung 42 ff., 59, 71 ff., 112
Erlebnisse, belastende 48 f.
Ernährung 9, 14, 18 f., 24 ff.
Ernährungsformel 26
Erschöpfung 16, 51, 93, 111, 114
Erstverschlimmerung 34

F
Falten 81, 107, 121
Fastenkur 89
Fehlbiss 12
Feinstaub 16, 75
Fettsäuren 14
Fettzellen 17
Fibromyalgie 98 f.
Fieber 9, 16, 46, 72, 97
– -senker 40, 42
Finger 97, 103
Fleisch 10
Fließschnupfen 44, 46, 64, 74 f.
Flor de piedra (Foto) 68
freie Radikale 12
Frieselausschlag 101
Frühjahrskur 32, Folder
Fruktose 85
Frustessen 52
Fußbad 58, 118

G
Gallenblase 87, 89
Geduld 39
Gefäßverkalkung 13
Gefühle 48 ff.
Gehirnerschütterung 58
Gelenke 66, 76, 89, 95 ff., 119
Gelsemium (Foto) 43
Genitalbereich 46, 92 ff.
geruchsempfindlich 75
Gesicht 43, 58, 59, 65
Gewicht 66 f., 80, 87 f., 117
Gicht 10, 87, 89, 96
Ginkgo-biloba-Spezialextrakt 58
Globuli 33
Grippeimpfung 46
Grippemittel 40, 42
Grübeln 52

H
Haare 104, 106 f., 121
Haarfärbemittel 15
Haarwuchs, unerwünschter 107
Haferschleim 84
Hahnemann, Samuel 12, 28
Hals 63 ff., 71 f., 83, 112, 120
Halswirbelsäule 99
Haltungsschäden 12
Hände 97, 103
Harnsäure 10, 87, 89
Harnwege 46, 90 f., 112, 116 ff.
Hausstaubmilbenallergie 64, 75
Haut 23, 26, 41, 44, 46, 67, 74, 81
– Allergie 100 ff., 120
– Ausschlag → Ausschlag
– empfindliche 102 f., 121
– Entzündungen 102, 104, 107
– Tattoos, Piercings 104 f.
– Tee 41
– trockene 53, 106
– unreine 76, 103 f., 107, 121
Heilungshindernisse 12
Hekla (Foto) 119
Helicobacter pylori 44, 84, 116
Herd 12
Herpes 45, 52, 104
Herstellung, Mittel- 29 f.
Herz-Kreislauf 13, 17, 77, 87
Herzjagen/-klopfen 17, 49, 67 f., 77, 113
Herzmedikamente 78 f.
Heuschnupfen 45, 64, 74 ff., 114
Hexenschuss 99
Hitzegefühl 88
Homöopathie 10, 12, 24, 27 ff.
Honig 75
– -maske 104
Hormone 69 f., 87, 94, 99, 103, 118
HPV-Impfung 46
Husten 42 ff., 71 ff., 83, 114
Hustensirup 72
Hydrotherapie 35
Hyposensibilisierung 74, 114

I/J
Immunsystem 9 ff., 16 f., 24, 73 ff., 114
Impfung 16, 31, 39 f., 44, 46, 50
Implantat 59, 61, 111
Infekte 9, 13, 16, 40 ff., 63, 71, 112, 114
Insulin 87
Intimpflege 93
Ischias 17
Johanniskraut 47, 121
Juckreiz 41, 45 f., 67, 71, 74, 77, 88, 94, 101 ff., 106
Juckreiz, Salbe 102

K

Kaiserschnitt 47
Kalkschulter 98
kalte Güsse 80
Kieferknochen 61, 112
Kinder, Dosierung 33
kneippsche Verfahren 35
Knochenabbau 18, 26, 61, 69, 99 f., 112
Koffein 33, 58
Kohlenhydrate 14
Kohlensäure 23
Konstitution 10, 12
Kopf 56 ff., → Gesicht
– -schmerzen 56 ff., 68, 70, 111
– -schuppen 106
körperliche Ursachen 38 ff.
Kosmetika 15
Krampfadern 81
Krankheitsbereitschaft 32, 110
Kränkung 52
Kreuzallergie 85
Kummer 52 f.
Kur 23, 32, 89, Folder

L

Lähmung, emotionale 50
Laktose 85
Lebensmittelallergie 40, 45, 85, 97, 101 ff.
Leber 22, 24, 80, 87, 103
Leberwerte 77, 89
Leitsymptom 32
Lufthunger 114
Lumbago 99
Lungenentzündung 71
Lymphdrainage 80
Lymphdrüsen 65 f., 79, 112 f.
Lymphsystem 26, 78 ff., 115 f.

M

Magen 12, 16, 42 ff., 59, 82 ff., 115 f.
Malariaprophylaxe 46
Mallorca-Akne 104
Mandeln 65 f., 112 f.
Massagen 35, 81
Medikamente 15, 31, 34, 38 ff., 87

Meer 52
Melancholie 53
Menstruation 57, 67 f., 70, 96
Methoden, weitere 35
Migräne 56 ff., 68, 111
Mikrowelle 33
Mineralstoffe 13, 18, 24, 26
Mittelsuche 32
Müdigkeit 17, 50, 63, 66 f., 70, 76 f., 97, 111
Mund 61 f., 71, 76 ff., 86
– -geruch 66, 77, 82
– -geschmack 42, 77, 82, 86, 111
– -pflege 61 f., 112
Muskelbalsam 120
Muskeln 17, 76, 89, 97 ff., 120
Mykose → Pilzinfektion
myofasziales Schmerzsyndrom 98
Myom 67

N

Nägel 104, 106 f., 115, 121
Nahrungsmittel → Lebensmittelallergie
Narben 12, 31, 40, 47, 53, 57 f., 81, 104 ff., 121
Nase u. Nasennebenhöhlen 62 ff., 71, 74 ff., 112, 120
Nasenspülung 112
Nasentropfen 41, 64, 112
Naturkosmetik 15
Nervenschmerzen, Gesicht 58
Nervosität 66, 68, 84, 116
Neurodermitis 102
Niedergeschlagenheit 49
Nieren 22, 89
Niesen 44, 46, 74 f.
Nikotin 41

O

Oberkieferschmerzen 59
Ohren 64 f.
Okoubaka (Foto) 29
Ölziehen 61
Operation 31, 39 f., 47, 53, 78, 80, 105
Osteoporose → Knochenabbau
oxidativer Stress 12
Ozon 75

P

Parfümallergie 75
Parodontitis/Parodontose 62
PC 33
Periode 57, 67 f., 70, 96
Pestizide 14
Pfeiffersches Drüsenfieber 65
Pflanzenheilkunde 35
pH-Wert 18 f.
Phasen 31 f., 37 ff.
Pickel → Haut, unreine
Piercings 104 f., 121
Pigmentstörungen 104
Pille 68, 70
Pilzinfektion 13, 43, 86, 94, 118, 121
Pollenflug 16
Polypen, Nasen- 63
Potenz 92 f., 118
Potenzieren 29 f.
prämenstruelles Syndrom (PMS) 68, 70
Prellung 120
Propolis 114
Prostatabeschwerden 92 f., 118
Psyche 12, 48 ff.

Q

Quaddeln 100, 102
Qualität 30
Quecksilber 13, 16

R

Räuspern 63 f., 71, 83, → Hals
Reaktionswecker 12, 31, 41 ff.
Reflux-Krankheit 83
Regulationsfähigkeit 9
Regulieren 31, 55 ff.
Reiseimpfungen 46
Reizblase 90
Reizdarmsyndrom 62, 85 f.
Rheuma 13, 16, 17
Rhinitis vasomotorica 64
Ringelblumensud 45
Rollkur 84
Rückenschmerzen 98 f., 119

S

Salben 33
Sandelholzbad 91
Sauna 35
Säure 16 ff., 24 f.
– -Basen-Balance 18, 25
– -bildner 25, Folder
– -blocker 84
Schadstoffe 10, 24
Schamgefühl 50
Scheidenbereich 43, 93 f., 118
Scheidenspülung 94
Schilddrüse 66 ff., 113
Schlacken 10, 16 f., 98
Schlafplatz 16
Schlafprobleme 49 f.
Schlaganfall 47
Schleim, Nasen- 62 ff., 75, 112
Schleimhäute, trockene 76 f., 118
Schluckbeschwerden 65, 67, 101, 112
Schmerzen 41, 47, 95 ff., 98 f.
Schmerzmittel 40, 42, 51, 57 f., 99
Schnittverletzungen 47, 53
Schnupfen 44 ff., 64, 72, 74 f.
Schulter-Nacken-Bereich 97 ff.
Schwächegefühl 76
Schwachstelle 32
Schweißausbrüche 42, 68, 84
Schwellungen 78 ff., 102, 119
Schwermetallbelastung 13, 16, 40, 45
Schwindelgefühl 58, 77
Schwitzen 41, 94, 103, 104, 115
seelische Ursachen 12, 48 ff., 106
Sehnenscheiden 98 f., 120
sekundäre Pflanzenstoffe 26
Selbstbehandlung 32 ff.
Selbstheilungskräfte 10, 27
Selbstregulation 9 ff., 21, 24, 31 f.
Sepia, Tintenfisch (Foto) 52
Sexualität 50, 51, 90 ff., 118
Sodbrennen 82 ff.
Solarplexus 116
Speichelfluss 78
Sport 26
Spurenelemente 18, 24, 26
Stabilisieren 32, 109 ff.
Stimme 83

Stimmung 12, 48 ff., 58, 70, 76, 106
Stirnhöhlen 63 f.
Stoffwechsel 10, 16 ff., 24, 26, 32
– -störung 38, 80, 87 f., 94, 117
Störfelder 12, 31, 47, 57, 63, 66, 105
Störfeldsanierung 24
Störungen 9
Stress 9, 12, 16, 51, 66, 93, 106, 111
Stuhldrang 88, 116,
→ Verdauung

T

Tabletten 33
Tattoos 104 f., 121
Tee, grüner 23
Temperaturhaushalt 113
Testmethoden 20
therapiebegleitende Anwendung 34
Thyreoiditis 66, 113
Tierhaarallergie 64
Tradition 23
Traditionelle Chinesische Medizin (TCM) 23
Trauer 49, 52 f.
Trennung 52 f.
Trichomonaden 94
Trigeminusneuralgie 59
Triglyceride 87
Trinken 23, 58, 91

U

Übelkeit 17, 44 f., 52, 57, 76, 84
Überempfindlichkeit 115
Übergewicht 87 f., 117
Übersäuerung 17 ff., 98
Übung, autosuggestive 53
umweltbedingte Erkrankungen 73, 76 ff., 101, 115
Umweltgifte 9, 16, 40, 44, 45
Unfall 39 f., 47, 58, 96
Unruhe 50, 113
Unterleib 67, 86, 92
Unverträglichkeitsreaktion 43, 77, 85, 101, 120
Urin-pH-Wert 19
Ursachen 12 ff.

Urtikaria 102
Urtinktur 30

V

Vaginalbereich 93 f., 118
Venen 80 f.
Veranlagung 12
Verdauung 42, 45, 50, 59, 66, 77, 85 f., 103, 115
Verletzung 47, 58, 105, 121
Verspannungen 12
Verstopfung 44, 50, 62, 86
Verwirrtheit 17
Virusinfekt 40, 43 f., 46, 50, 67
Vitalstoffe 13 f., 18, 26
Vitamine 13, 24
Völlegefühl 42, 85, 88, 117

W

Wasser 23, 58
Wasseradern 16
Wassereinlagerung 78 ff.
Wasserlassen 90 ff.
Wechseljahre 69, 99, 118
Wechselwirkungen 34
Wetterfühligkeit 57, 59, 97
Wirbelverschiebung 12
Wirksamkeit 30
Wohnraumgifte 16
Wunden → Narben, Operation
Wut 53

Z

Zahncreme 33
Zähne, Zahnfleisch 12, 57, 59 ff., 111
Zähneknirschen 50
zahngesunde Ernährung 112
Zahnpflege 61
Zeckenbiss 96 f.
Zehen 96
Zeitbedarf 31
Zerrung 120
Zitronen-Honig-Sud 75
Zittern 49
Zunge, belegte 42, 61, 65, 86, 88
– Check 116
Zusatzstoffe 14, 85
Zwiebel-Honig-Sirup 72
Zysten 68, 113

Impressum

© 2010 GRÄFE UND UNZER VERLAG GmbH, München

Alle Rechte vorbehalten. Nachdruck, auch auszugsweise, sowie Verbreitung durch Bild, Funk, Fernsehen und Internet, durch fotomechanische Wiedergabe, Tonträger und Datenverarbeitungssysteme jeder Art nur mit schriftlicher Genehmigung des Verlages.

Projektleitung: Reinhard Brendli

Lektorat & Satz: Felicitas Holdau

Bildredaktion: Elke Dollinger

Layout: independent Medien-Design, Horst Moser, München

Herstellung: Christine Mahnecke

Reproduktion: Repro Ludwig, Zell am See

Druck: Firmengruppe APPL, aprinta druck, Wemding

Bindung: Firmengruppe APPL, sellier druck, Freising

ISBN 978-3-8338-1696-3

2. Auflage 2010

Bildnachweis

Fotos und Illustrationen: Corbis: S. 95, 100; DHU: S. 29; Florapress: hintere Umschlagseite (links); Getty Images: S. 36, 52, 73; Jump: hintere Umschlagseite (rechts); Sabine Knapp: S. 4 (unten); Lavendelfoto: S. 46; Masterfile: S. 3 (links), 8, 108; Mauritius: S. 38, 48, 54, 56, 82, 114, 119; Plainpicture: S. 1; Ingrid Schobel: S. 11, 19, 22, 25; Shutterstock: S. 2, 6; Dr. Spohn/Engen: S. 68; StockFood: S. 14; Strandperle: S. 3 (rechts), 21, 27, 43, 79, 110; Marcel Weber: vordere Umschlagseite (Buch und Folder); Markus Wiesenauer: S. 4 (oben)

Syndication: www.jalag-syndication.de

Wichtiger Hinweis

Alle Ratschläge, Anwendungen und Übungen in diesem Buch wurden von den Autoren sorgfältig recherchiert und in der Praxis erprobt. Dennoch können nur Sie selbst entscheiden, ob und inwieweit Sie diese Vorschläge umsetzen können und möchten. Lassen Sie sich in allen Zweifelsfällen zuvor durch einen Arzt oder Therapeuten beraten. Weder Autoren noch Verlag können für eventuelle Nachteile oder Schäden, die aus den im Buch gegebenen praktischen Hinweisen resultieren, eine Haftung übernehmen.

Umwelthinweis: Dieses Buch wurde auf chlorfrei gebleichtem Papier gedruckt. Um Rohstoffe zu sparen, haben wir auf Folienverpackung verzichtet.

Die GU-Homepage finden Sie im Internet unter www.gu.de

Unsere Garantie

Mit dem Kauf dieses Buches haben Sie sich für ein Qualitätsprodukt entschieden. Wir haben alle Informationen in diesem Ratgeber sorgfältig und gewissenhaft geprüft. Sollte Ihnen dennoch ein Fehler auffallen, bitten wir Sie, uns das Buch mit dem entsprechenden Hinweis zurückzusenden. Gerne tauschen wir Ihnen den GU-Ratgeber gegen einen anderen zum gleichen oder zu einem ähnlichen Thema um.

Liebe Leserin und lieber Leser,

wir freuen uns, dass Sie sich für ein GU-Buch entschieden haben. Mit Ihrem Kauf setzen Sie auf die Qualität, Kompetenz und Aktualität unserer Ratgeber. Dafür sagen wir Danke!
Wir wollen als führender Ratgeberverlag noch besser werden. Daher ist uns Ihre Meinung wichtig. Bitte senden Sie uns Ihre Anregungen, Ihre Kritik oder Ihr Lob zu unseren Büchern. Haben Sie Fragen oder benötigen Sie weiteren Rat zum Thema? Wir freuen uns auf Ihre Nachricht!

GRÄFE UND UNZER VERLAG
Leserservice
Postfach 86 03 13
81630 München

Wir sind für Sie da!
Montag–Donnerstag: 8.00–18.00 Uhr
Freitag: 8.00–16.00 Uhr
Tel.: 0180-500 50 54*
Fax: 0180-501 20 54*
E-Mail: leserservice@graefe-und-unzer.de

*(0,14 €/Min. aus dem deutschen Festnetz, Mobilfunkpreise können abweichen)

Neugierig auf GU?
Jetzt das GU Kundenmagazin und die GU Newsletter abonnieren.

Wollen Sie noch mehr Aktuelles von GU erfahren, dann abonnieren Sie unser kostenloses GU Magazin und/oder unseren kostenlosen GU-Online-Newsletter. Hier ganz einfach anmelden:
www.gu-online.de/anmeldung

Ein Unternehmen der
GANSKE VERLAGSGRUPPE